Manuela Eitler-Sedlak

Flo W. voll im Flow

Glück

Gemeinsam wachsen mit Kopf, Herz und Händen

Vertrieb: E. Weber Verlag GmbH, 7000 Eisenstadt, Österreich
verlag.weber@aon.at, www.eweber.at
Illustrationen: Maja, Mika und Manuela Eitler-Sedlak
Lektorat: Dr. Karin Gilmore
Layout: E. Weber Verlag GmbH
Druck: Rötzer Druck, 7000 Eisenstadt
ISBN: 978-385253-602-6

Flo W. voll im Flow

Floriane Wolf, kurz Flo W., wohnt gemeinsam mit ihren Eltern und ihrem jüngeren Bruder Felix in der Caretta. Die Caretta ist ein wunderbar gemütliches Haus inmitten eines großen Gartens, den Flo „Zaubergarten“ nennt, am Dorfrand von Meinfelden. Flos Mama Filippa ist Künstlerin, ihr Papa Fred ist Direktor eines kleinen, schönen Zoos.

Auf den ersten Blick ist Flo ein ganz normales neunjähriges Mädchen. Sie geht zur Schule, spielt regelmäßig in einem Verein Basketball und übt fleißig auf ihrer Gitarre. Aber Flo besitzt zwei ganz spezielle Eigenschaften, die sie selbst ihre „magischen Zauberkräfte“ nennt. Ihre erste Zauberkraft ist ihre unstillbare Neugier und ihre Freude am Lernen. Die zweite magische Kraft, die Flo so besonders macht, ist ihre Fähigkeit, voll und ganz in dem aufzugehen, was sie gerade tut. Filippa findet das wunderbar und meint dann oft: **„Flo ist wieder mal im Flow. Das bedeutet, dass dein Kopf, dein Herz und deine Hände perfekt zusammenspielen.“**

Auf dem Weg, der von der verrückten Caretta ins Dorf führt, kommt Flo beim Haus von Udo Überflieger vorbei. Flo freut sich immer sehr, Udo zu sehen, da er ein ganz besonderer Mensch ist. Udo ist Pilot und fliegt oft mit einem großen Flugzeug in fremde Länder. Er hat schon viel von der Welt gesehen, kluge und interessante Menschen kennengelernt und erzählt gerne von seinen Abenteuern und Entdeckungen.

Für alle Kinder,

die ich im Rahmen des Glücksunterrichts ein kleines Stück auf ihrem Weg begleiten darf.

Ihr alle seid großartig und ich habe schon sehr viel von euch gelernt!

Ein Wort zuvor

Als uns Manuela Eitler-Sedlak gefragt hat, das Vorwort zu ihrem Buch zu schreiben, waren wir sehr erfreut, ist doch die grundsätzliche Frage unserer Arbeit: Kann man Glück lernen? Die gute Nachricht ist: Ja, man kann.

Neben der Familie ist die Schule ein idealer Ort, Kinder und Jugendliche auf ihrem Weg zu selbstbestimmten und eigenverantwortlichen Menschen, die auch Verantwortung für das eigene Glück übernehmen, zu begleiten. Je früher wir Werkzeuge an die Hand bekommen, unser Leben glücklicher zu gestalten, umso besser.

Dieses Buch ist eine wertvolle Praxisanleitung, wie Glück in der Schule „gelehrt" werden kann. Zahlreiche wissenschaftliche Ansätze und Theorien, wie die positive Psychologie, die Systemtheorie oder die Salutogenese, liefern theoretische Grundlagen für praktische Übungen, wie man einfach und effektiv Glücksmomente erzeugen und die eigene Lebenszufriedenheit steigern kann.

Albert Schweitzer hat einmal gesagt: „Glück ist das Einzige, das sich verdoppelt, wenn man es teilt." Wie recht er doch hat. Manuela Eitler-Sedlak ist eine leidenschaftliche Botschafterin des Glücks. Als zertifizierte Glückstrainerin gestaltet sie mit viel Engagement und Kreativität Glücksunterricht für Kinder. Danke dafür! Denn wir brauchen junge Menschen, die trotz aller Herausforderungen immer wieder den Blick auf das Gelingende richten und ihr Leben nicht erdulden, sondern ihre Zukunft gestalten wollen.

Margot Maaß und Siegfried Neubauer
die Sinnstifter

Inhalt

1. Kann man Glück lernen?

Flo staunt nicht schlecht, als sie am ersten Schultag auf dem Stundenplan an der Tafel das Fach Glück entdeckt. Auch die anderen Kinder in der Klasse wundern sich darüber.

„Gehen wir da vierblättrige Kleeblätter suchen?“, witzelt Tom.

„Oder verkleiden wir uns als Rauchfangkehrer?“, kichert Miriam.

Flo und ihre Mitschüler lachen ausgelassen und beruhigen sich erst, als Frau Friedensreich, ihre neue Klassenlehrerin, den Raum betritt und fröhlich „Guten Morgen!“ sagt. Flora Friedensreich ist eine kleine, freundliche Frau mit schwarzen Wuschellocken und blitzgrünen Augen.

„Was macht euch denn so vergnügt in aller Frühe?“, erkundigt sich die Lehrerin interessiert und schaut in die Runde.

„Rauchfangkehrer, die vierblättrige Kleeblätter suchen“, grinst Tom.

Frau Friedensreich schaut verwundert und schüttelt den Kopf.

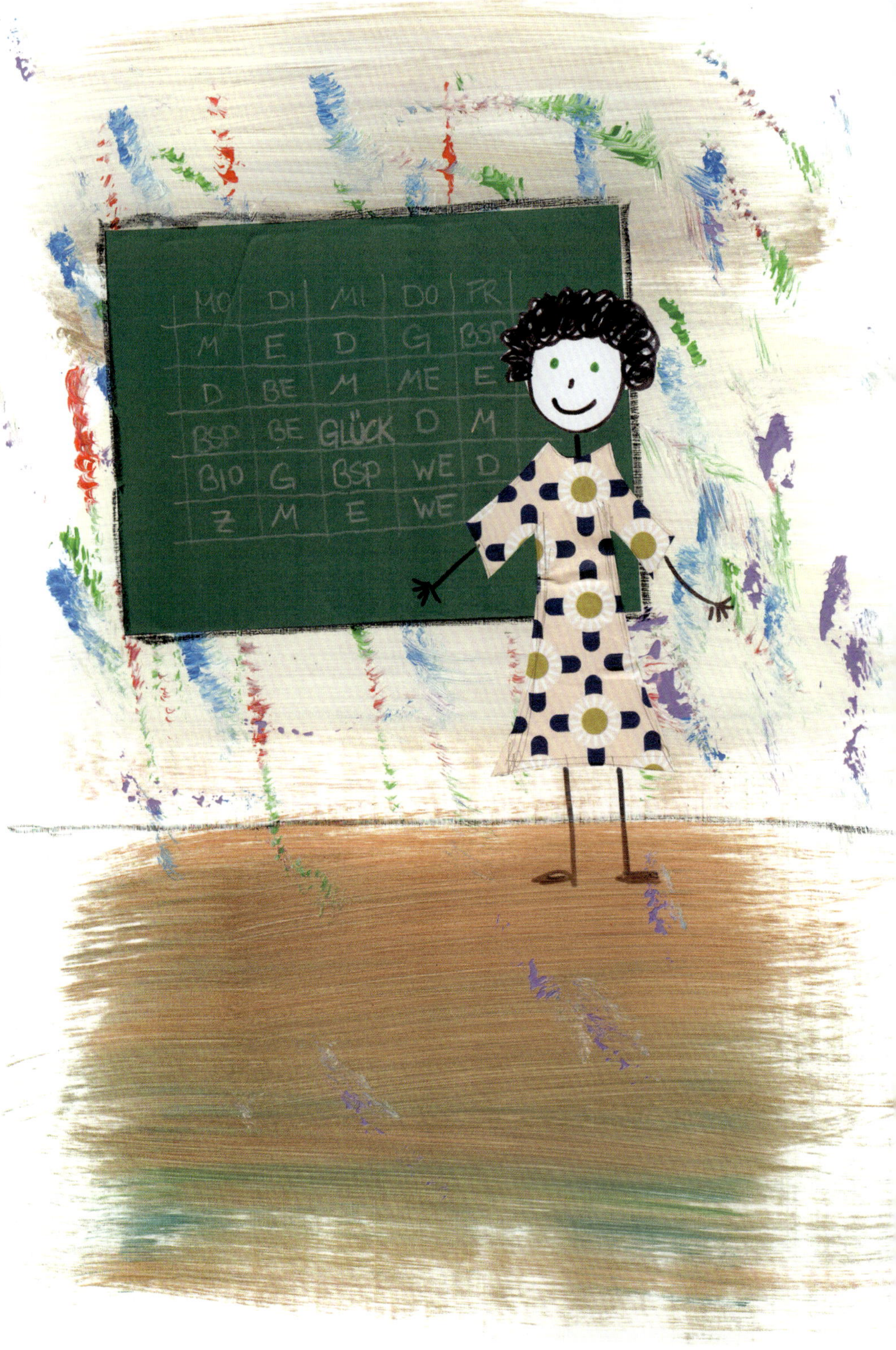
MO DI MI DO FR
M E D G BSP
D BE M ME E
BSP GE GLÜCK D M
BIO G BSP WE D
Z M E WE

„Wir überlegen gerade, was das Fach Glück auf unserem Stundenplan bedeuten soll“, klärt Flo die Verwirrung auf.

„Ah, jetzt verstehe ich!“, lacht die Lehrerin und dreht sich zur Tafel um. „Ihr habt euren neuen Stundenplan schon entdeckt.“

Die Kinder schauen die kleine, herzliche Frau neugierig an und warten gespannt auf eine Erklärung.

„Hm“, beginnt sie. „Dazu kann ich euch auch noch nicht viel sagen. Außer, dass ich mich selbst schon sehr darauf freue. Ein Glückstrainer wird das neue Fach gestalten und ich werde meistens mit dabei sein.“

„Glückstrainer“, murmeln einige Kinder, andere machen sich lustig darüber.

Als die Lehrerin weiterspricht, wird es wieder ruhig in der Klasse.

„Egal was ihr jetzt darüber denkt und was ihr von diesem Fach haltet, ich rate euch, offen zu sein für diese neue Erfahrung. Seid neugierig und bereit, etwas zu lernen und etwas mitzunehmen für euer Leben.“

Flo denkt an ihre erste Zauberkraft und freut sich schon auf das neue Fach.

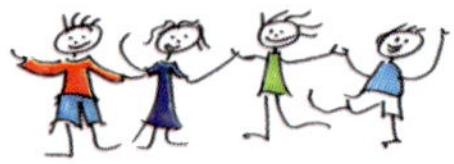

In der ersten Glücksstunde gehen die Kinder gemeinsam mit Frau Friedensreich in den Turnsaal. Ein mittelgroßer, sportlicher Mann mit kurzen Haaren und blau funkelnden Augen erwartet sie dort bereits. Er steht inmitten bunter Luftballons und ist gerade dabei, noch mehr aufzublasen.

„Ich bin Markus Mittensegler, ihr könnt aber gerne einfach nur Max zu mir sagen“, stellt er sich vor, nachdem sich alle Kinder im Kreis um ihn versammelt haben.

Der Trainer bittet alle Schülerinnen und Schüler, sich jeweils einen Luftballon auszusuchen und diesen so lange wie möglich in der Luft zu halten, ohne ihn mit den Händen zu berühren.

Flo versucht, ihren Ballon mit den Knien und Füßen hochzukicken, Tom probiert es mit dem Kopf. Die anderen Kinder machen es ihnen nach und benützen Ellenbögen, Fersen, Bauch und Kinn.

„Das ist ganz schön schwierig“, lacht Miriam, als ihr der Luftballon zum dritten Mal runterfällt.

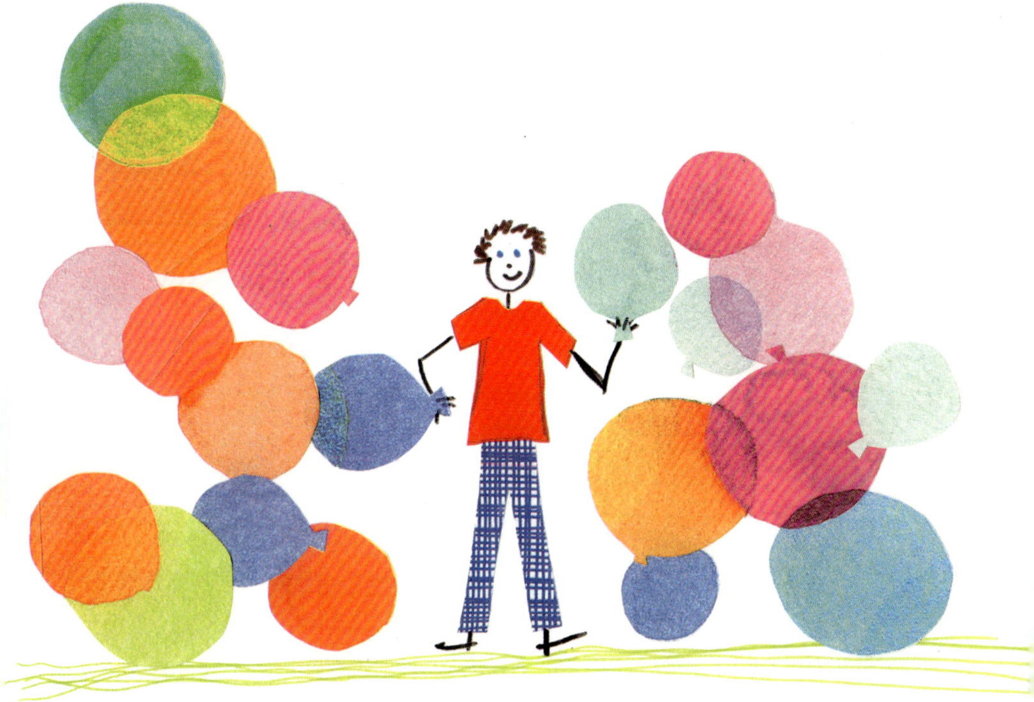

Auch bei den darauffolgenden Spielen haben die Schüler viel Spaß, lachen, hüpfen und tanzen gemeinsam durch den Saal. Max hat einige Mühe, die Kinder nach dem Spiel wieder zu beruhigen und dazu zu bringen, ihm zuzuhören. Er bläst in eine bunte Holzpfeife, die wie eine Ente bemalt ist und auch ein bisschen so klingt. Die Kinder horchen auf und Max bittet sie, sich in einem Kreis auf den Boden zu setzen.

„Und was machen wir jetzt?", fragt Paul ungeduldig.

„Jetzt seid ihr dran", beginnt Max. „Ihr wisst ja schon, dass es in diesen Stunden um Glück geht. Deshalb möchte ich erfahren, was euch glücklich macht. Erzählt mir und euren Mitschülern davon und hört gut zu, wenn jemand anderer erzählt! Wer möchte anfangen?"

Flo und ihre Freunde schauen einander zuerst ratlos an.

Was macht mich glücklich?

Was sollen sie erzählen? Das ist gar nicht so einfach.

„Ich weiß etwas", fällt Anna nach einer Weile eine Antwort ein. „Es macht mich glücklich, wenn ich mit meinem kleinen Hund spiele."

„Ja, sehr schön! Das kann ich mir gut vorstellen", nickt Max.

„Und mich macht es glücklich, wenn ich im See schwimmen gehe", sagt Paula.

Langsam fällt allen Kindern etwas ein, das sie glücklich macht, und die Worte sprudeln nur so aus ihnen heraus. Max achtet allerdings darauf, dass die Kinder nicht durcheinanderreden und nacheinander erzählen, damit man jedes einzelne gut verstehen kann.

„Wenn ich eine gute Note bekomme“, meint Peter.

„Wenn die Sonne scheint“, strahlt Mia.

Flo schwärmt: „Mich macht es glücklich, wenn ich barfuß durch eine Wiese laufe.“

Bei jedem Kind, das an der Reihe ist, schnappt sich Max einen Luftballon und schreibt mit einem dicken Filzstift ein Wort darauf, das zu dem Erzählten passt. Auf Flos Ballon steht „barfuß“.

Schon bald haben fast alle Kinder und auch Frau Friedensreich einen Luftballon mit ihrem persönlichen Glückswort in der Hand. Nur Miriam überlegt noch immer.

„Mir fällt nichts ein“, sagt sie schüchtern.

„Was bereitet dir Freude?“, fragt Max. „Wann fühlst du dich so richtig wohl, sodass dir gar nichts fehlt und du vollkommen zufrieden bist?“

„Vielleicht, wenn ich tanze?“

„Ja fabelhaft!“, freut sich Max.

Er schreibt „tanzen“ auf einen Ballon und gibt ihn Miriam.

Nun hat jedes Kind einen Luftballon. Max holt eine große runde Scheibe aus seiner Tasche und legt sie in die Mitte auf den Boden. Auf der Scheibe sind zwei Augen, eine Nase und ein Mund, der aus einem geraden Strich besteht, gezeichnet. Am Rand der Scheibe sind viele kleine Löcher in den Karton gestanzt.

„Was seht ihr hier?“, will Max Mittensegler wissen.

„Ein Gesicht“, rufen einige Kinder gleichzeitig.

„Stimmt genau!“, bestätigt Max. „Das ist Felix.“

„Wie mein kleiner Bruder“, schmunzelt Flo.

„Schaut euch Felix einmal genau an“, fordert Max die Schüler auf. „Wie, glaubt ihr, fühlt er sich jetzt gerade?“

Die Kinder überlegen.

„Traurig?“

„Gelangweilt?“

„Ängstlich?“

„Irgendwie fühlt der sich gar nicht, also ganz normal halt“, meint Katja.

„Ja, das glaube ich auch. Ihr habt alle recht“, erwidert Max. „Und wir wollen Felix jetzt helfen, das zu ändern. Wie könnten wir das machen? Habt ihr eine Idee?“

„Wir könnten ihm erzählen, was uns glücklich macht“, schlägt Peter vor.

„Oder wir könnten ihm unsere Ballons schenken. Dann kann er sich was aussuchen“, meint Mia.

Die anderen Kinder sind einverstanden. Max holt aus seiner Tasche einige Pfeifenputzer hervor und befestigt einen Luftballon am Rand der Kartonscheibe. Die Kinder machen es wie er und Felix bekommt nach und nach eine bunte Frisur aus Glücksballons.

„Der schaut jetzt ja lustig aus“, sagt Magda, als sie fertig sind.

„Ja“, stimmt Finn zu, „aber er schaut immer noch nicht glücklich drein. Der Mund ist falsch.“

Max gibt Finn einen dicken Stift und bittet ihn, das zu ändern. Finn zeichnet Felix einen lachenden Mund.

„Gibt es noch etwas im Gesicht, das sich ändert, wenn man glücklich ist?“, möchte Max wissen.

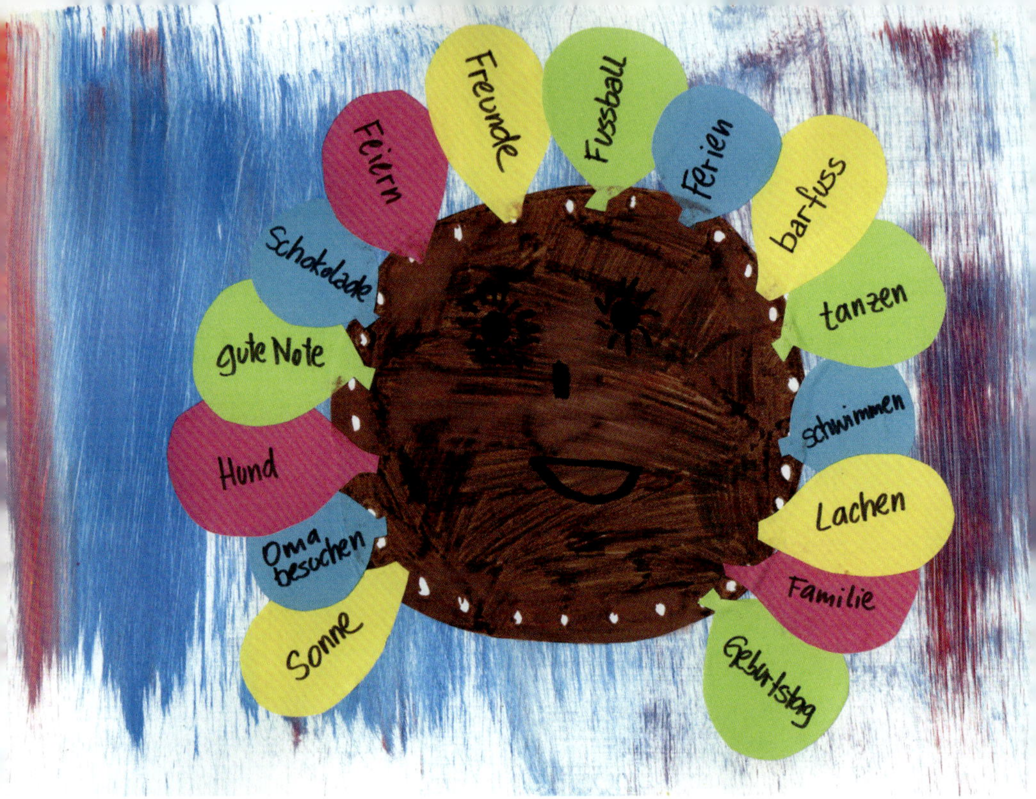

„Die Augen! Sie strahlen dann", erwidert Flo.

Max stimmt ihr zu und Flo freut sich, dass sie Felix strahlende Augen zeichnen darf.

„Wunderbar! Jetzt sieht Felix richtig glücklich aus", sagt Max und wendet sich an Frau Friedensreich. „Ich nehme an, ihr habt einen schönen Platz für Felix in eurer Klasse."

„Ja, natürlich, er bekommt einen Ehrenplatz", lacht die Lehrerin.

Zum Abschluss der Glücksstunde schlägt Max ein gemeinsames Ritual vor, das sie von nun an am Ende jeder Stunde wiederholen. Die Kinder überlegen gemeinsam, was das sein könnte. Schließlich einigen sie sich darauf, im Kreis zu hocken und wie bei einem Raketenstart von zehn rückwärts zu zählen und dabei langsam aufzustehen. Am Ende springen sie alle in die Luft und rufen „Glückssprung!".

Los geht's.

„Zehn, neun, acht, sieben, sechs, fünf, vier, drei, zwei, eins, Glücksspruuuuuuuung!"

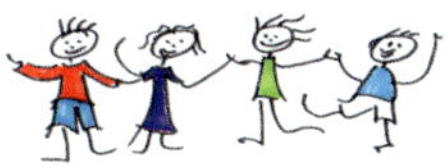

Am Nachmittag erzählt Flo ihren Eltern von der Glücksstunde und Max Mittensegler.

„Aber eines verstehe ich noch nicht", grübelt Flo. „Glaubt ihr, dass man glücklich sein wirklich lernen kann?"

„Ich denke schon", antwortet Filippa spontan.

Fred ist etwas zögerlicher.

„Hm, das habe ich mir noch nie überlegt. Ich glaube, das ist nicht so einfach."

„Ich bin jedenfalls schon sehr gespannt, was ihr da noch alles machen werdet in den Glücksstunden", sagt Filippa und umarmt Flo.

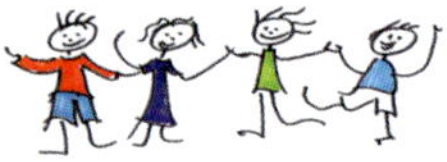

In den nächsten Glücksstunden bleiben Flo und ihre Mitschüler nicht in der Schule, sondern gehen in der Stadt herum. „Feldforschung" nennt Max das. Die Kinder sind in kleinen Gruppen unterwegs und haben die Aufgabe, möglichst viele Menschen zu befragen, was sie glücklich macht.

Flo hört sich mit Paula und Miriam in einem Supermarkt um. Sie haben bereits eine nette ältere Dame interviewt und diese hat gemeint, dass sie glücklich ist, wenn ihre Enkel sie besuchen kommen und sie für die ganze Familie kochen kann. Eine junge Mutter mit zwei kleinen Kindern sagt: „Ich bin glücklich, wenn ich ganz in Ruhe eine Zeitschrift lesen kann." Ihr etwa dreijähriger Sohn ruft laut: „Wenn ich ein Eis essen darf!"

Die Mädchen sammeln viele Gründe und schreiben alle sorgfältig auf. Die anderen Gruppen sind in einem Kindergarten, bei einem Friseur, in einer Arztpraxis und im Park auf der Suche nach Antworten. Danach treffen sich alle wieder in der Schule. Max Mittensegler freut sich, dass die Kinder so fröhlich sind und begeistert von ihren Erlebnissen erzählen. Er bittet sie, ihre Hefte gut aufzuheben und in den nächsten Wochen immer wieder Menschen danach zu fragen, was sie glücklich macht. „Wir brauchen möglichst viele unterschiedliche Menschen für unsere Forschung", betont er.

Nach dem Glückssprung ist die Schule für heute vorbei und Flo geht gemeinsam mit Paula zur Bushaltestelle. Dort befragen sie gleich noch den Busfahrer und einige Fahrgäste. Zu Hause sind Flos Eltern und Felix an der Reihe.

Am Nachmittag geht Flo zu Udo Überflieger, der gerade im Garten auf seiner Schaukel sitzt. Flo ruft schon von Weitem: „Hallo Udo! Gut, dass du da bist. Ich muss dich dringend was fragen."

„Hallo Flo!", begrüßt Udo sie und rutscht ein Stück zur Seite, damit Flo sich zu ihm auf die Schaukelbank setzen kann.

„Was macht dich glücklich?", beginnt Flo sofort.

„Hm, das ist eine schöne Frage", lächelt Udo. „Da gibt es so vieles."

„In meinem Heft ist noch viel Platz“, grinst Flo und holt ihr Notizheft aus der Tasche.

„Die Natur macht mich glücklich. Und wenn ich mit lieben Menschen zusammen bin. Mein Beruf macht mich glücklich. Und ich bin glücklich, wenn ich anderen helfen kann.“

„Warte, warte, nicht so schnell“, schmunzelt Flo und beeilt sich, alles genau aufzuschreiben.

„Warum schreibst du das alles auf?“

„Das ist für die Schule. Wir haben jetzt das Fach Glück und dafür brauchen wir das. Wir erforschen, was Menschen glücklich macht.“

„Das ist ja fantastisch!“, ruft Udo begeistert. „Erzähl mir mehr davon.“

Flo erzählt von Max Mittensegler, von den Luftballons, von Felix und von der Feldforschung. Udo hört gespannt zu, doch plötzlich wird Flo nachdenklich und schaut Udo fragend an.

„Kann man glücklich sein überhaupt lernen?“

„Ja, ganz bestimmt“, antwortet Udo ohne Umschweife. „Davon bin ich überzeugt.“

Flo legt ihr Notizbuch zur Seite und wartet auf eine Erklärung.

„Es gibt viele Forschungen zum Thema Glück und Wohlbefinden“, beginnt Udo. „Eine Wissenschaftlerin[1] hat sich besonders mit dieser Frage beschäftigt.“

„Und? Was hat sie herausgefunden?“, ist Flo gespannt.

Udo geht ins Haus und kommt kurz darauf mit einer Schachtel Bausteine wieder zurück. Er nimmt einige Steine heraus und beginnt, einen kleinen Turm zu bauen. Flo schaut erwartungsvoll zu.

„Das ist dein Glücksturm. Wie hoch dieser untere Teil ist, wird schon bei deiner Geburt in dir drinnen festgelegt. Da kannst du nichts daran verändern. Manche Menschen haben von Natur aus schon einen sehr hohen Glücksturm, andere einen niedrigeren.“

„Das ist aber traurig“, unterbricht ihn Flo.

„Vielleicht schon“, bemerkt Udo, „aber warte mal ab!“ Er nimmt zwei weitere Bausteine und stellt sie auf den Turm.

[1] Udo meint damit die Psychologin und Forscherin Sonja Lyubomirsky.

„Diese Steine stehen für deine Umgebung, also wo du lebst, wie du aussiehst, ob du gesund bist und so weiter. Diese Umstände tragen auch dazu bei, dass dein Glücksturm höher wird.“

„Aha“, murmelt Flo.

„Aber das Wichtigste kommt jetzt“, erklärt Udo und holt noch einige bunte Bausteine hervor, die er wiederum auf dem Turm platziert. „Diese Bausteine kannst du selbst auf den Turm stellen, wann immer du willst. Es liegt an dir, wie hoch der Turm am Ende wirklich wird.“

„Und wofür stehen diese Bausteine, die ich selber draufstellen kann?“, fragt Flo, die langsam versteht, worauf Udo hinauswill.

„Für deine Gedanken, Worte und Taten. Alles, was du denkst, sagst und tust, kann dazu beitragen, dass der Turm höher wird. Ein nettes Wort zu deiner Mama, ein Dankeschön. Wenn du etwas tust, das dir Freude macht. Wenn du anderen zuhörst und ihnen sagst, dass du sie gern hast. Wenn du weniger jammerst und versuchst, dich über kleine Dinge zu freuen …“

„Oder wenn ich mit meinem Bruder spiele?“

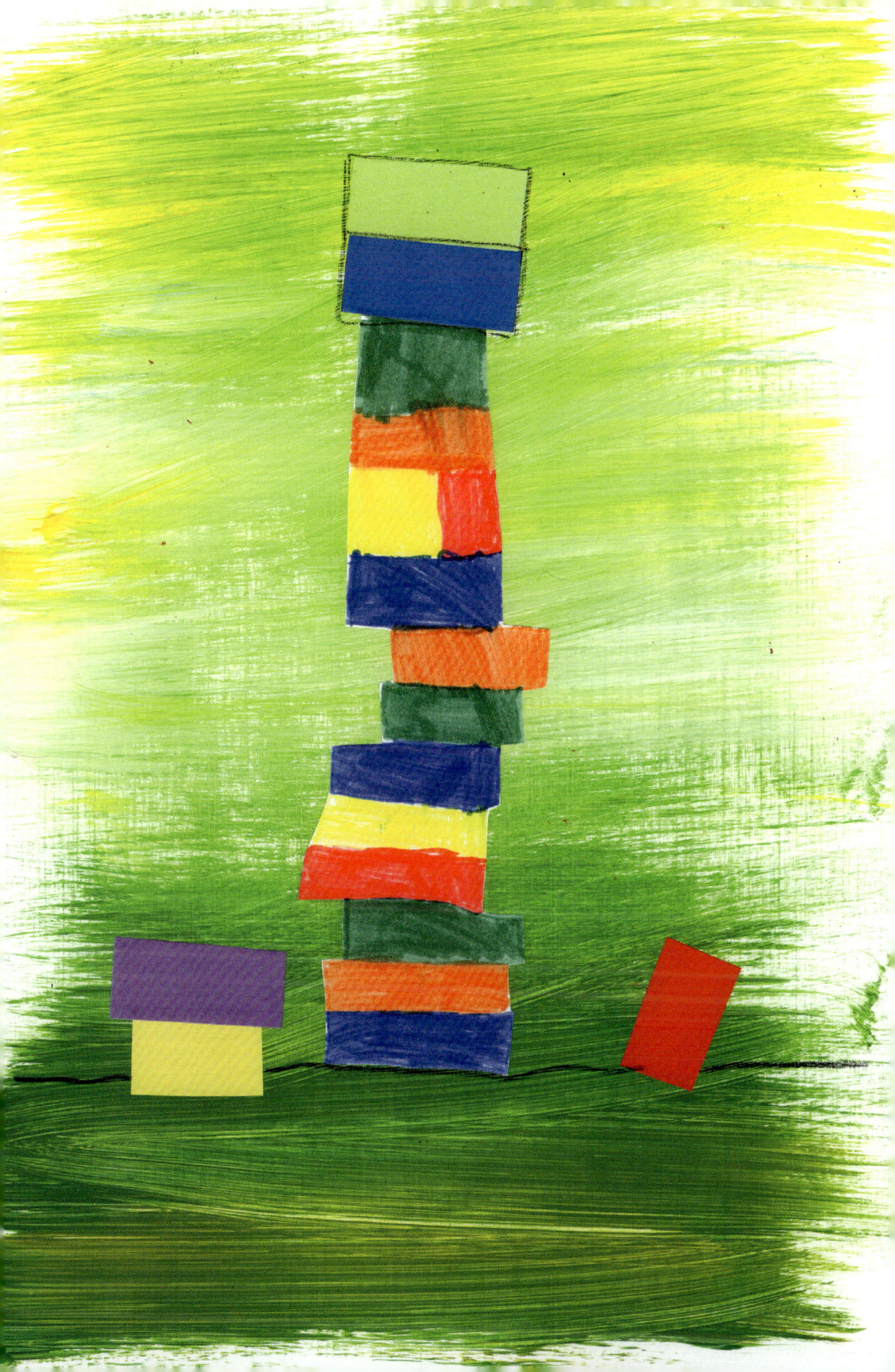

„Ja, genau", bestätigt Udo. „Du kannst selbst beeinflussen, wie glücklich du bist – und natürlich kann man auch lernen, wie man das macht. Ich bin sicher, euer Glückstrainer hat einige gute Ideen dazu. **Er kann euch nicht glücklich machen, aber er kann euch zeigen, wie ihr euch selbst glücklich machen könnt.**"

Flo springt von der Schaukel und umarmt Udo.

„Danke! Das mit dem Turm ist echt super. Das werde ich mir merken."

Sie verabschiedet sich und verspricht, bald wiederzukommen, um Udo von ihrer Glücksforschung zu berichten. Bevor sie geht, legt Flo noch einen Baustein ganz oben auf den Turm.

„Und weil ich mich so freue, ist mein Glücksturm schon wieder ein bisschen höher geworden."

2. Elefantenreiten

Max Mittensegler wartet im Schulgarten auf Flo und ihre Mitschüler. Dort zeigt er ihnen zum einen Spiele, die einfach nur Spaß machen sollen, und zum anderen solche, bei denen die Kinder erkennen, wie wichtig Zusammenhalt und Teamarbeit sind.

Flo genießt die frische Luft und das gemeinsame Spielen sehr. In einer Pause erzählt sie Max, dass sie sehr gerne in der Natur ist und manchmal im Zoo bei ihrem Papa mithelfen darf. Max fragt interessiert nach, ob es in dem Zoo denn auch Elefanten gibt. Als Flo nickt, lacht der Trainer und freut sich wie ein kleines Kind.

„Das ist ja fantastisch! Glaubst du, wir können mal mit der ganzen Klasse einen Ausflug in den Zoo machen?“

„Ja klar, gar kein Problem, das wäre wunderbar!“, freut sich Flo.

Frau Friedensreich, die das Gespräch mit angehört hat, stimmt sofort zu.

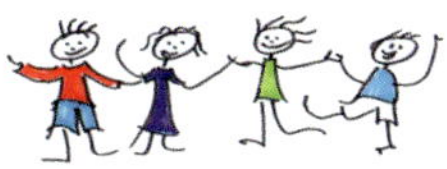

Flo ist aufgeregt und stolz, als sie einige Tage später gemeinsam mit ihrem Papa zum Zoo fährt. Sie will unbedingt vor dem Bus, der ihre Mitschüler hinbringt, dort sein.

Beim Eingang begrüßt Fred Frau Friedensreich, Max Mittensegler und Flos Klassenkameraden. Er hat sich extra den ganzen Vormittag frei gehalten, um der Klasse den Zoo zu zeigen. Auf dem Rundgang bleibt er immer wieder stehen und erzählt interessante und lustige Geschichten über die Tiere. Im Affenhaus hüpft ein frecher kleiner Affe auf seine Schulter.

„Ah, hallo Paulchen!“, begrüßt Fred ihn und alle Kinder staunen.

Als sie zum Elefantengehege kommen, bittet Max die Kinder um Ruhe und sagt: „Ich danke Herrn Wolf von Herzen, dass wir den Zoo besuchen und vor allem die Elefanten beobachten dürfen. Sie haben für mich und das Glückstraining eine ganz spezielle Bedeutung und deshalb freut es mich sehr, dass wir die Tiere aus so großer Nähe betrachten dürfen.“

Max holt Papierblöcke und Stifte aus seiner Tasche und verteilt sie an die Kinder. Er bittet sie, die Elefanten genau

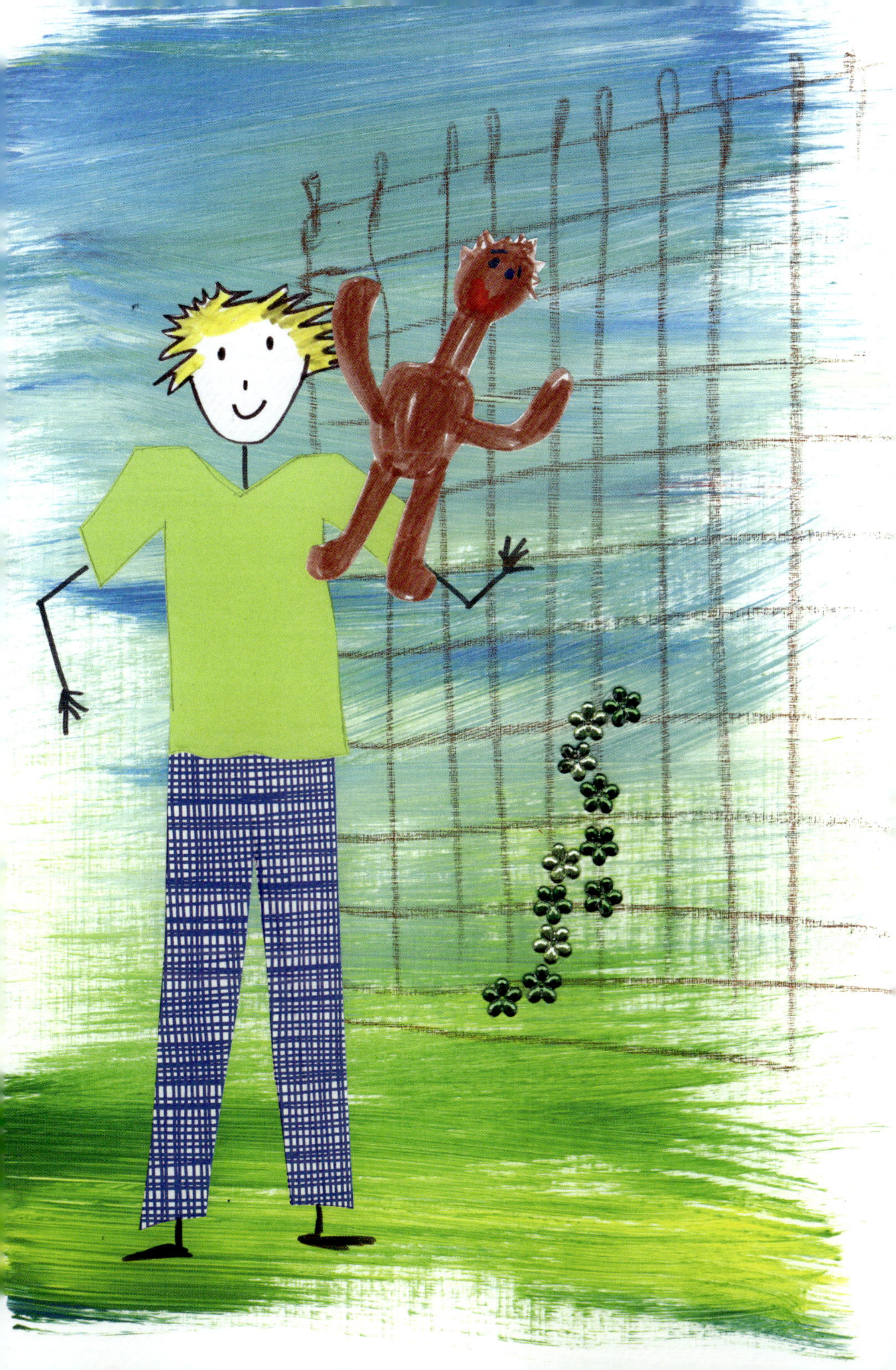

zu beobachten und Zeichnungen von ihnen zu machen. Flo und ihre Freunde setzen sich dazu auf die Bänke vor dem Gehege.

Fred erzählt indessen noch ein paar interessante Fakten über Elefanten: „Ein Elefantenkalb wiegt bei der Geburt schon über 100 Kilo, ein ausgewachsener Bulle bis zu 6000 Kilo. Die Tiere können bis zu 70 Jahre alt werden."

Die Kinder hören gespannt zu und fangen dann mit dem Zeichnen an.

Fred unterhält sich derweil mit Max und Flos Lehrerin. Nach einer Weile bittet Max die Kinder um ihre Aufmerksamkeit und sagt sichtlich aufgeregt: „Herr Wolf hat eine Überraschung für uns!"

Fred fragt: „Wer von euch würde gerne einmal auf einem Elefanten reiten?"

Flo grinst über das ganze Gesicht und ruft: „Ich!"

Sie weiß, dass das etwas ganz Besonderes ist, weil Fred das normalen Zoobesuchern nicht erlaubt, und auch sie selbst durfte noch nie zuvor auf einem der Elefanten reiten.

Finn, Miriam, Niklas und einige andere Kinder rufen auch sofort: „Ich will reiten!"

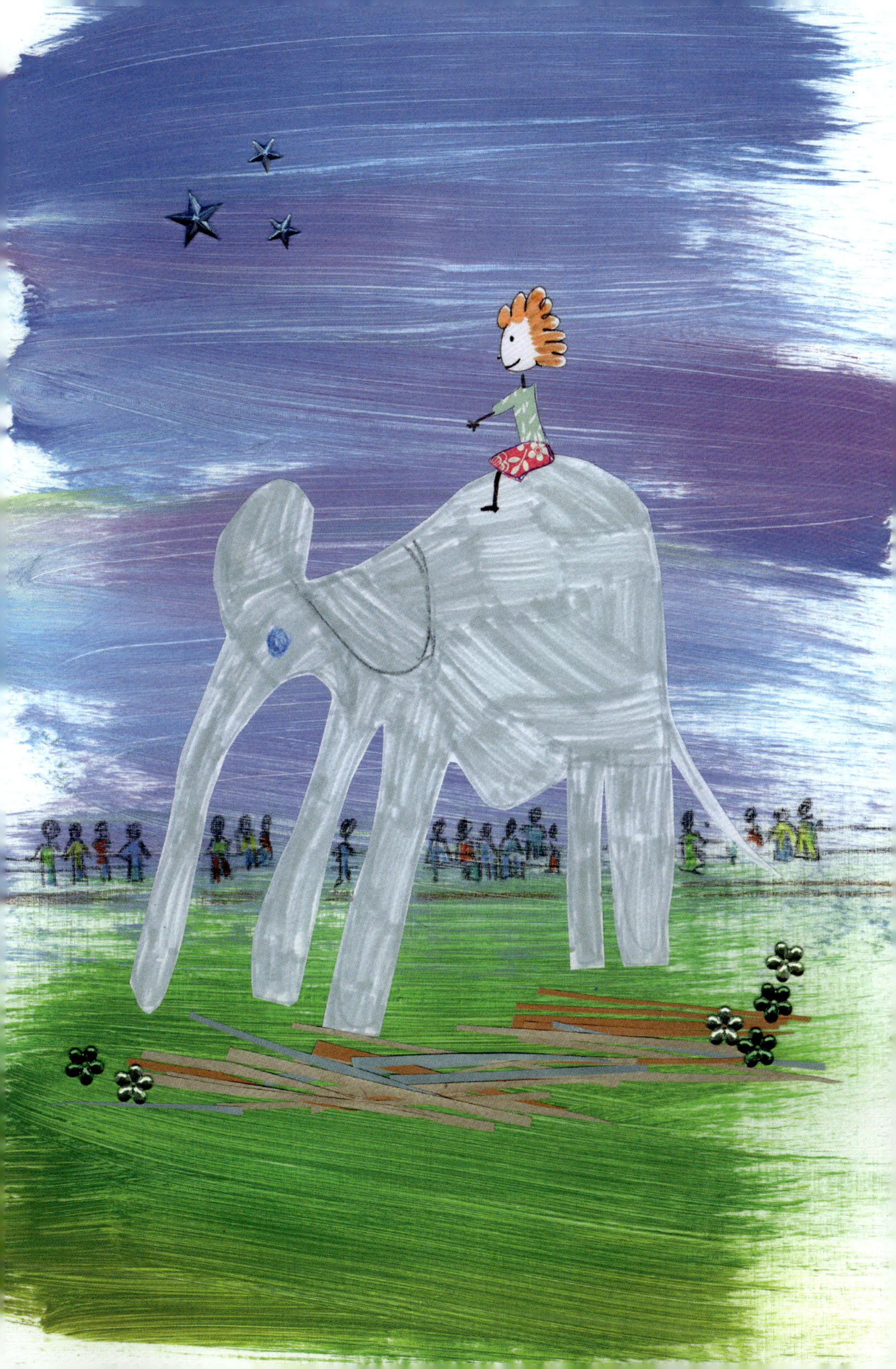

Ein paar Schüler sind noch etwas zurückhaltend. Fred meint, sie können ja erst mal zuschauen und es sich noch überlegen.

Der Tierpfleger Fritz bringt Diana, die große Elefantenkuh, und legt ihr eine Decke auf den Rücken. Flo darf beginnen. Über eine Treppe steigt sie auf eine Plattform, von der aus sie auf den Rücken des riesigen Tiers klettert. Fred hilft ihr dabei und Fritz führt Diana, die sich langsam in Bewegung setzt.

Sie drehen mit Flo eine große Runde durch das ganze Gehege. „Ganz schön hoch“, ruft Flo den anderen zu. „Und es wackelt ziemlich, aber es ist super!“

„Ja“, lacht Fritz. „Das ist schon enorm, wenn sich fünf Tonnen in Bewegung setzen.“

Die anderen Kinder schauen gebannt zu und als sie sehen, wie viel Spaß Flo beim Reiten hat, entscheiden sich immer mehr von ihnen dazu, es auch zu versuchen.

„Jeder, der will, darf reiten“, versichert Max. „Und die anderen bitte ich, eine Zeichnung von einem Elefanten mit einem Reiter zu machen. Achtet dabei besonders auf die Größe des Elefanten im Vergleich zum Reiter.“

Als Nächster ist Finn an der Reihe und auch er hat viel Spaß an dem wackeligen Ritt. Nacheinander reiten die Kinder auf dem riesigen Elefanten und es ist für alle ein großartiges Erlebnis. Frau Friedensreich macht fleißig Fotos und freut sich über die strahlenden Augen der Kinder. Auch Max Mittensegler lässt sich die einmalige Gelegenheit nicht entgehen und reitet eine Runde.

„Das wollte ich schon immer einmal machen“, grinst er, nachdem er abgestiegen ist. „Und Sie, Frau Friedensreich, wollen Sie auch?“

Die Lehrerin zögert, aber als die Kinder rufen: „Ja, das ist toll, Sie müssen es probieren!“, gibt sie sich einen Ruck und steigt auf. Danach sagt sie zu den Kindern: „Danke, dass ihr mich überredet habt, es war fantastisch!“, und zu Fred: „Vielen Dank, Herr Wolf, für dieses einzigartige Erlebnis! Die Kinder und ich werden uns noch lange daran erinnern.“

Flo und ihre Mitschüler sind noch immer ganz aufgeregt und erzählen sich gegenseitig, wie es ihnen beim Reiten ergangen ist. Es war für alle eine außergewöhnliche Erfahrung, die sie wahrscheinlich nie vergessen werden.

Dafür sorgt auch Frau Friedensreich, die gleich am nächsten Morgen gemeinsam mit den Kindern eine ganze

Wand in der Klasse mit den Fotos und Zeichnungen vom Elefantenreiten gestaltet.

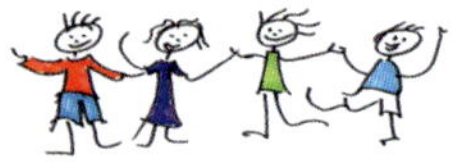

Max staunt nicht schlecht, als er in der nächsten Woche die Elefantenwand betrachtet.

„Die sind ja fantastisch geworden! Einfach wunderbar!", lobt er die Werke der Kinder.

Alle sitzen im Kreis und Max fordert die Kinder auf, von ihren Erinnerungen ans Elefantenreiten zu erzählen.

Der Reihe nach berichten Finn, Niklas, Miriam und die anderen, wie es ihnen beim Reiten ergangen ist.

„Es war unglaublich hoch und total wackelig", sagt Magda und Mia meint: „Der Rücken des Elefanten war so breit, dass ich keine Angst hatte, runterzufallen."

Auch Frau Friedensreich berichtet: „Für mich war es sehr beeindruckend, so ein gigantisches Tier so nahe zu erleben und zu spüren. Der Elefant war wirklich riesig und ich fühlte mich ganz klein."

„Genau so ist es mir auch gegangen“, stimmt Max zu. „Und darum freue ich mich, dass wir das alle selbst erleben durften.“

Max legt ein großes Plakat in die Mitte, auf dem ein riesiger Elefant mit einem klitzekleinen Reiter zu sehen ist.

„Der Elefant und der Reiter sind ein Symbol, ein Bild, für das, was ich euch heute erklären will[2]“, beginnt Max. „Auf diesem Bild steht der Reiter für den Kopf, also unseren Verstand, das Denken. Der Elefant steht für alles, was in uns drinnen ist, wir aber nicht mit dem Verstand erklären können. Man nennt das auch Unterbewusstsein.“

Flo hört genau zu, aber sie versteht trotzdem nicht ganz, was Max ihnen sagen will und was das alles mit Glück zu tun hat. Auch die anderen Kinder schauen Max zweifelnd an.

„Der Verstand ist wichtig. Er hilft uns beim Rechnen, beim logischen Denken und Planen. Er braucht viel Kraft und Energie, das merkt ihr vielleicht, wenn ihr beim Rechnen manchmal müde werdet …“

Viele Kinder nicken zustimmend.

---

[2] Das Bild von dem Elefanten und dem Reiter hat Max von Dominik Dallwitz-Wegner übernommen.

„Außerdem kann der Verstand immer nur eine Sache nach der anderen machen. Könnt ihr mir dazu vielleicht ein Beispiel sagen?"

Magda sagt leise: „Ich kann nicht zwei Rechnungen gleichzeitig lösen, sondern nur eine nach der anderen."

„Ja genau", nickt Max.

„Der Elefant enthält alle unsere Gefühle und Erfahrungen. Er ist viel, viel größer als der Reiter und kann viele Dinge gleichzeitig machen. Er arbeitet ständig, ohne dass wir es bemerken, und er wird nie müde. Er arbeitet sogar, wenn wir schlafen."

„Wirklich?", wundert sich Mia.

„Ja, während wir schlafen, verarbeitet der Elefant alle Eindrücke und Erlebnisse, die wir tagsüber gesammelt haben. Er speichert sie in unserem Inneren ab und holt sie hervor, wenn wir sie wieder brauchen."

„Und was hat das alles jetzt mit Glück zu tun?", fragt Hannes etwas genervt.

Max erklärt, dass wir zum Glücklichsein beide brauchen – den Reiter und den Elefanten.

„Viele Menschen glauben allerdings, dass der Reiter wichtiger ist und dass sie den Elefanten nur selten brauchen. Das stimmt aber nicht. Der Reiter ist winzig klein im Vergleich zum Elefanten und er kann viel weniger leisten. Deshalb ist es ganz wichtig, dass wir uns im Leben nicht nur auf den Verstand verlassen, sondern unsere Gefühle, Erfahrungen und alles, was in uns drinnen ist, ernst nehmen."

„Und wie soll das gehen?", lässt Hannes nicht locker.

„Das kann man üben", erwidert Max. „Wenn wir etwas Neues lernen, zum Beispiel Rad fahren, brauchen wir am Anfang den Reiter. Jemand zeigt dir, wie du aufsteigst, mit den Füßen die Pedale trittst und wie du lenken kannst. Am Anfang übernimmt das der Reiter. Aber wenn du wirklich Rad fahren willst, musst du so lange üben, bis die Bewegungen automatisch funktionieren. Das macht dann der Elefant. Du musst dann nicht mehr nachdenken, wie das genau abläuft. Du machst es ganz von selbst."

„Ja, beim Tanzen ist es auch so", fällt Lisa ein. „Wenn ich die Schritte lange genug übe, brauche ich nicht mehr daran denken und es macht dann viel mehr Spaß."

„Das ist ein perfektes Beispiel, Lisa. Genau so meine ich das!", freut sich Max. „Wir merken uns Dinge erst dann dauerhaft, wenn der Elefant im Spiel ist. Der Reiter alleine vergisst alles wieder. Deshalb ist es auch in der Schule wichtig, dass ihr die Dinge nicht nur auswendig lernt, sondern sie so oft wie möglich mit eigenen Erlebnissen verbinden könnt."

„Waren wir deshalb im Zoo?", fragt Flo. „Das Elefantenreiten werden wir jedenfalls nicht so schnell vergessen …"

„Ja, genau", sagt Max zustimmend. **„In unseren Glücksstunden geht es darum, dass ihr möglichst viele Erlebnisse habt, die euch glücklich machen und an die ihr euch später erinnern könnt. Das reine Wissen nützt euch nichts. Aber wenn ihr es selbst erfahren könnt, speichert der Elefant es für euch ab und ihr habt es immer dabei."**

Max springt von seinem Sessel auf und klatscht in die Hände.

„Und deshalb machen wir jetzt gleich ein gemeinsames Spiel."

„Jaaaaaaa!", jubeln die Kinder.

3. Zauberkräfte

In der nächsten Glücksstunde gehen Flo und die anderen Kinder mit Frau Friedensreich in den Schulgarten. Max wartet dort schon auf sie und bittet sie, sich zu ihm in die Wiese zu setzen. Miriam entdeckt einen weißen Zettel auf einem Baum und liest das Wort „Fairness".

„Was ist denn das?"

Max lächelt.

„Das werdet ihr gleich erfahren."

Flo sieht sich im Garten um und bemerkt noch einige andere Zettel mit verschiedenen Begriffen, wie „Humor", „Dankbarkeit" oder „Mut".

„Heute geht es um eure Zauberkräfte", beginnt Max mit geheimnisvoller Stimme. „Jeder und jede von euch hat einige davon und wir wollen gemeinsam herausfinden, welche das sind."

„Ich hab keine Zauberkräfte", sagt Hannes, aber Max wendet sofort ein: „Doch, auch du. Jeder von euch! Es gibt sehr viele davon. Ich hab mir für heute 24 ausgesucht[3]." Max zeigt auf die Bäume, den Zaun und das Klettergerüst. „Ich habe alle

[3] Max meint damit die 24 Charakterstärken aus der positiven Psychologie (vgl. Martin Seligman).

aufgeschrieben und hier im Garten verteilt. Einige davon habt ihr ja schon entdeckt.“

Die Kinder schauen sich um und finden noch mehr von den weißen Zetteln.

„Um diese Zauberkräfte besser kennenzulernen, erzähle ich euch zu jeder von ihnen eine kurze Geschichte. Hört gut zu und wenn ihr wisst, um welche Kraft es sich handelt, dann geht zu dem Blatt Papier, auf dem der Begriff steht.“ Die Kinder nicken. „Es geht dabei nicht darum, wer schneller bei der richtigen Zauberkraft steht, sondern darum, dass ihr alle gemeinsam die Lösung findet.“

Die Kinder beginnen langsam, im Garten herumzugehen, und Max erzählt die erste Geschichte.

„Julia hat ein ganz spezielles Interesse an neuen Erfahrungen. Sie ist sehr offen und anpassungsfähig und hat keine Angst vor ungewohnten Situationen. Sie fragt immer nach, will alles ganz genau wissen und gibt sich nie mit einer schnellen Antwort zufrieden.“

Flo geht herum und liest die verschiedenen Begriffe: Liebesfähigkeit, Neugier, Kreativität, Optimismus. Neugier könnte es sein, die kennt Flo ja gut. Sie stellt sich zu dem

Wort „Neugier“, das an einem Baumstamm hängt. Die anderen Kinder kommen nacheinander dazu.

„Julia sucht ständig neue Dinge, die sie entdecken und erforschen kann. Sie ist sehr neugierig“, beendet Max die Geschichte.

„Wunderbar! Die erste Zauberkraft habt ihr schon richtig erkannt“, freut sich Max und beginnt gleich mit der nächsten Geschichte.

„Hubert erzählt gerne Witze und liebt es, andere zum Lachen zu bringen. Er ...“

Diesmal hat Finn den Begriff „Humor“ zuerst entdeckt und winkt seine Mitschüler zu ihm.

„Gut gemacht!“, lobt Max die Schüler.

Nacheinander erzählt Max 24 Geschichten und jede davon beschreibt eine Zauberkraft. Mit vereinten Kräften lösen die Kinder alle Rätsel. Manche sind sehr einfach, manche ziemlich kniffelig. Danach setzen sich alle Kinder mit der Lehrerin und Max in die Wiese. Die 24 Zettel legen sie gemeinsam in der Mitte sternförmig auf. Max fragt, ob es unter den Zauberkräften noch Begriffe gibt, die die Kinder nicht verstehen.

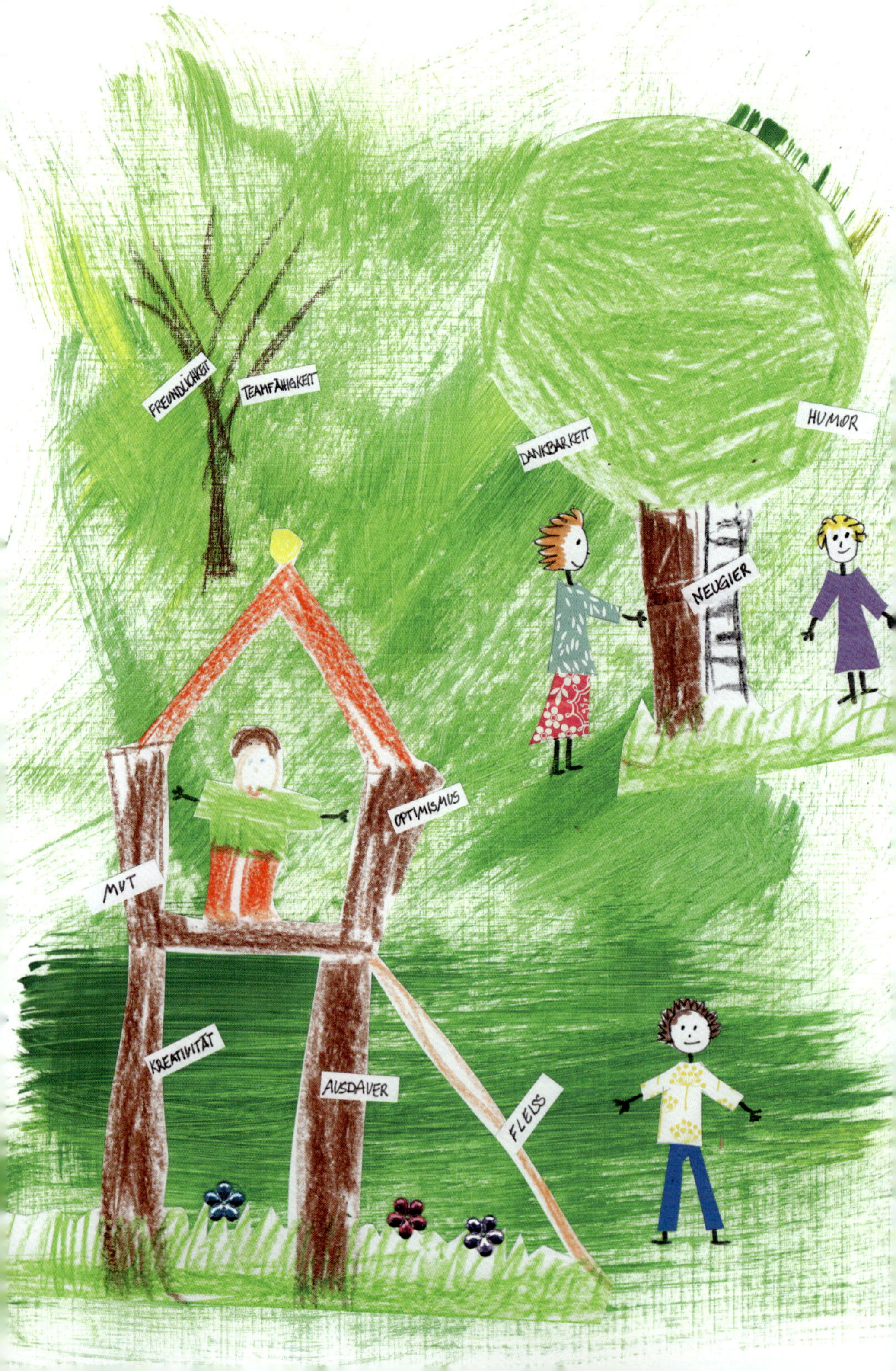
FREUNDLICHKEIT
TEAMFÄHIGKEIT
DANKBARKEIT
HUMOR
NEUGIER
OPTIMISMUS
MUT
KREATIVITÄT
AUSDAUER
FLEISS

„Optimismus", sagt Katja sofort.

Max fragt die anderen Kinder, ob jemand Optimismus erklären kann.

Leo meldet sich und sagt: „Wenn man Gutes tut?"

„Hm, fast", meint Max. „Es bedeutet, wenn man in jeder Sache etwas Gutes sieht. Stell dir vor, du hast einen Apfelbaum und ein Sturm hat in der Nacht die Hälfte der Äpfel vom Baum geweht. Dann kannst du über die verlorenen Äpfel jammern. Der Optimist würde sich aber freuen, dass die Hälfte der Äpfel noch auf dem Baum hängt."

Leo und die anderen Kinder nicken zustimmend.

Noch ein paar andere Begriffe sind für die Kinder etwas fremd. Gemeinsam mit Max und Frau Friedensreich finden sie aber für alle gute Beispiele und Erklärungen.

„Genug geredet", sagt Max schließlich, holt einen Ball aus seiner Tasche und springt auf.

Die Kinder machen es ihm nach und stellen sich im Kreis auf.

„Ich bin Max und kann gut zuhören“, sagt er und wirft den Ball zu Katja, die ein wenig überrascht ist, aber das Spiel sofort versteht.

„Ich bin Katja und ich kann gut Klavier spielen“, sagt sie und wirft den Ball zu Flo.

„Ich bin Floriane und ich kann gut zeichnen.“

Das machen sie so lange weiter, bis jeder Schüler den Ball einmal hatte. Danach ist es schon wieder Zeit für den gemeinsamen Abschluss.

„Zehn, neun, acht, sieben, sechs, fünf, vier, drei, zwei, eins, Glücksspruuuuuuuung!“

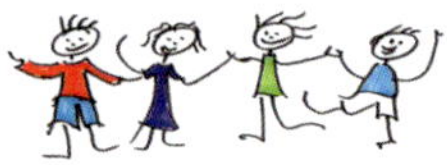

„Heute haben wir wieder Glück“, freut sich Flo in der Pause.

Als sie mit Miriam und Paula in ihre Klasse zurückkommt, stehen die Sessel in einem großen Kreis. In der Mitte liegen die Zettel, die sie schon von der letzten Stunde kennen.

„Ah, da sind ja unsere Zauberkräfte“, lacht Miriam und setzt sich mit ihren Freundinnen in den Kreis.

Die anderen Kinder trudeln nacheinander ein und auch Max und Frau Friedensreich setzen sich dazu.

Nach der Begrüßungsrunde beginnt Max: „Heute geht es noch mal um eure Zauberkräfte. Und um Flow. Weiß jemand, was das ist?"

Flo freut sich sehr, dass Max Flow erwähnt, weil sie den Begriff von ihrer Mama kennt.

„Ja, ich!", strahlt sie. „Das bedeutet, dass man etwas tut, bei dem Kopf, Herz und Hände perfekt zusammenspielen. Man ist total versunken in das, was man tut. Und man ist glücklich dabei." Max ist sichtlich beeindruckt von Flos Antwort.

„Fantastisch! Da haben wir ja eine Expertin. Genau das bedeutet Flow. Besser hätte ich es nicht erklären können. Dann können wir ja gleich beginnen."

Max holt eine Dose mit bunten Knöpfen aus seiner Tasche und gibt jedem Kind drei davon.

„Ich bin sicher, jeder und jede von euch kennt diesen Flow-Zustand. Denkt an etwas, das ihr sehr gerne tut und wo ihr vollkommen darauf konzentriert seid und nicht bemerkt, was rund um euch passiert."

Einige Kinder nicken, andere sind noch ein wenig ratlos.

„Du kannst uns sicher ein Beispiel nennen", wendet Max sich an Flo. „Eine Sache, bei der du im Flow bist oder ein besonderes Erlebnis."

„Meine Mama sagt immer, dass ich voll im Flow bin, wenn ich im Garten die Schmetterlinge beobachte und zeichne. Ich bin dann so vertieft, dass ich gar nicht höre, wenn sie mich ruft."

„Das kann ich mir gut vorstellen", schmunzelt Max. „Erzähl uns noch ein bisschen genauer, was du da machst."

„Wir haben einen Strauch im Garten, um den im Sommer besonders viele Schmetterlinge herumflattern. Ich setze mich mit meinem Zeichenblock in die Wiese, beobachte die Schmetterlinge und zeichne sie."

„Danke, Flo", sagt Max und wendet sich an ihre Mitschüler: „Ich bitte euch jetzt, zu überlegen, welche Zauberkräfte Flo für dieses Flow-Erlebnis braucht. Was kann sie gut und was hilft ihr dabei, in den Flow zu kommen?"

Max zeigt auf die Zettel, die auf dem Boden liegen, nimmt einen Sessel und stellt ihn genau in die Mitte des Zauberkräftekreises. Er fordert Flo auf, sich auf den Sessel zu setzen. Flo ist etwas aufgeregt, als sie in der Mitte sitzt, aber auch gespannt, was nun passiert.

Max ermuntert alle Schüler und auch Frau Friedensreich, sich für drei Zauberkräfte zu entscheiden, die am besten zu Flo passen. Er betont, dass es keine falschen Antworten gibt. Jeder soll für sich selbst entscheiden und seine drei Knöpfe auf die entsprechenden Zettel legen.

„Dabei wäre es schön, wenn ihr die Begriffe laut sagt und, wenn ihr wollt, auch erklärt, warum Flo eurer Meinung nach diese Zauberkraft besitzt."

Die Kinder überlegen noch, nur Miriam steht sofort auf und verteilt ihre Knöpfe auf den Zetteln.

„Neugier, Ausdauer und Kreativität", sagt sie laut.

Paula macht es ihr nach.

„Sinn für das Schöne, Kreativität und Optimismus."

Nacheinander kommen alle ihre Mitschüler in den Kreis, um Flos größte Stärken zu beschreiben. Flo fühlt sich wunderbar. Es ist ein angenehmes, warmes Gefühl, von ihren Freunden und Mitschülern zu hören, welche Stärken sie hat.

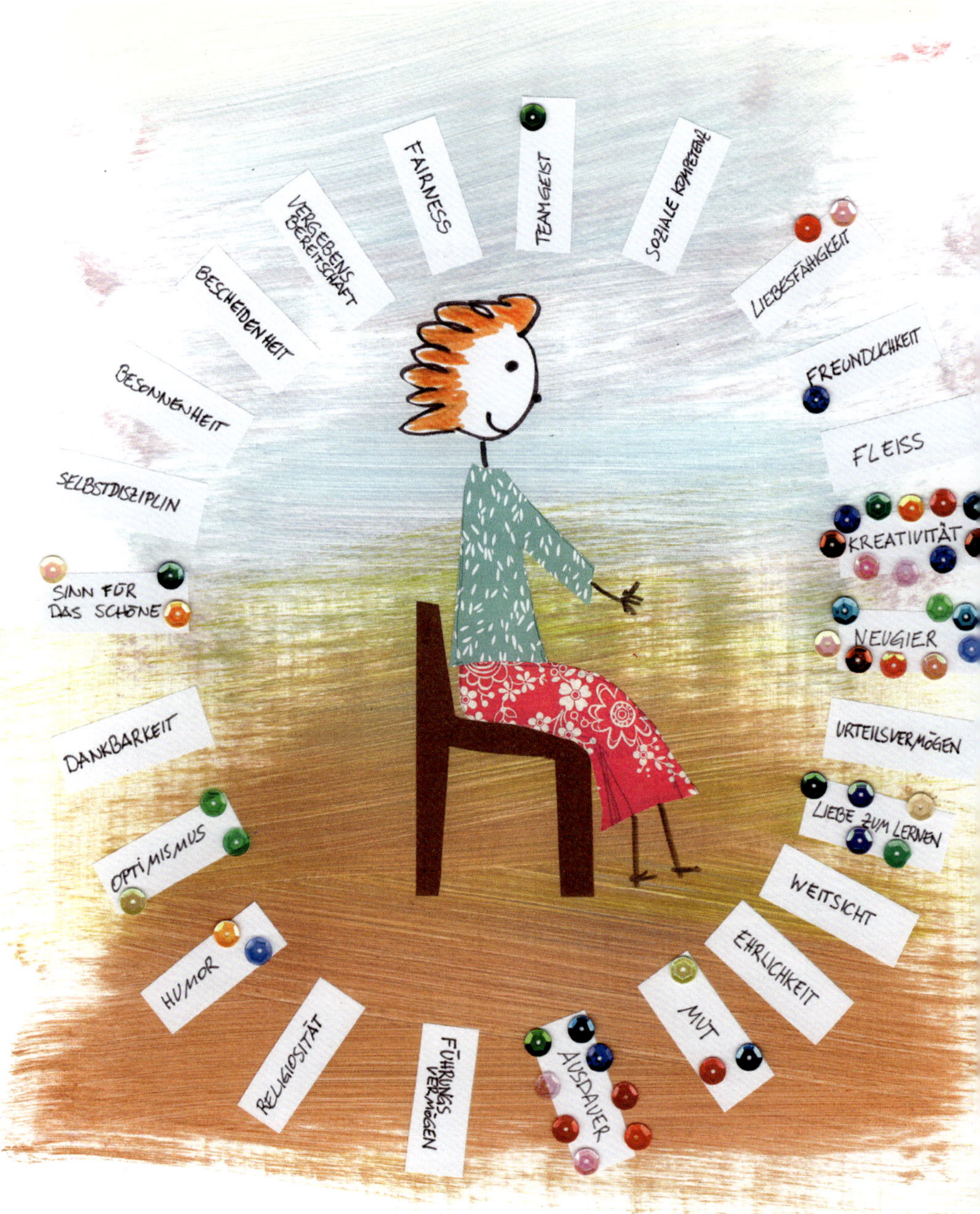
FAIRNESS
TEAMGEIST
SOZIALE KOMPETENZ
VERGEBENS BEREITSCHAFT
LIEBESFÄHIGKEIT
BESCHEIDENHEIT
FREUNDLICHKEIT
BESONNENHEIT
FLEISS
SELBSTDISZIPLIN
KREATIVITÄT
SINN FÜR DAS SCHÖNE
NEUGIER
DANKBARKEIT
URTEILSVERMÖGEN
LIEBE ZUM LERNEN
OPTIMISMUS
WEITSICHT
EHRLICHKEIT
HUMOR
MUT
RELIGIOSITÄT
FÜHRUNGS VERMÖGEN
AUSDAUER

„Neugier, Sinn für das Schöne und Mut“, sagt Frau Friedensreich abschließend.

Flo schaut sich um und sieht die vielen bunten Knöpfe auf den Zauberkräften. Die meisten liegen auf „Neugier“, „Kreativität“ und „Ausdauer“. Diese drei Begriffe schreibt Frau Friedensreich auf ein kleines Kärtchen.

„Das ist deine Stärkenkarte, Flo“, sagt Max feierlich. „Heb sie gut auf und erinnere dich immer wieder daran.“

Flo bedankt sich und setzt sich wieder auf ihren Platz.

Nacheinander kommen alle Kinder in den Kreis, erzählen von einem Flow-Erlebnis und erfahren viel über ihre eigenen Stärken und Zauberkräfte.

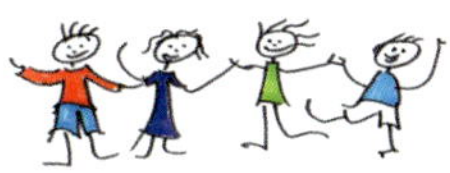

Als Flo nach Hause kommt, läuft sie sofort zu ihrer Mama Filippa ins Atelier und erzählt ihr vom Zauberkräftekreis. Sie zeigt stolz ihre Stärkenkarte her und berichtet auch von den anderen Stärken, die von ihren Mitschülern genannt wurden.

„Ich hätte nie gedacht, dass mich jemand für mutig hält“, wundert sie sich.

Filippa legt ihre Arbeit beiseite und hört ihrer Tochter aufmerksam zu. Sie freut sich über die Begeisterung, mit der Flo erzählt.

„Das ist ja wunderbar“, sagt sie dann.

Flo gibt ihr einen Kuss und läuft zur Tür hinaus.

„Wo willst du hin?“, ruft Filippa ihr nach.

„Zu Udo. Das muss ich ihm erzählen!“, ruft Flo im Laufen zurück.

Filippa schmunzelt und sagt zu sich selbst: „Anscheinend kann man Glück also doch lernen.“

Genauso begeistert wie ihrer Mama erzählt Flo auch Udo von ihrer Stärkenkarte. Sie ist sichtlich stolz darauf und Udo freut sich mit ihr.

„Ich finde das großartig, dass ihr euch Gedanken über eure Stärken macht. Das geht viel zu oft unter“, sagt Udo.

„Wie meinst du das?“, will Flo wissen.

„Komm, wir besuchen Fridolin“, schlägt Udo vor und macht sich gemeinsam mit Flo auf den Weg zu der Wiese hinter seinem Haus.

Der Esel begrüßt sie freudig und lässt sich von Flo streicheln.

„Viele Menschen neigen dazu, vor allem ihre Fehler und Schwächen zu sehen, und vergessen dabei auf ihre Stärken“, sagt Udo.

„Hm“, denkt Flo über Udos Worte nach.

„Sieh mal Fridolin an. Er ist ein Esel. Manche würden sagen, dass er faul und stur ist. Für mich aber ist er ein treuer Freund, gutmütig, geduldig, freundlich …“

„Und lustig“, unterbricht ihn Flo, als Fridolin ihr mit der Schnauze einen kleinen Schubs gibt.

„Genau“, spricht Udo weiter. „Ich sehe seine guten Seiten und nicht seine Fehler. So mache ich es auch bei allen Menschen, die mir begegnen. Und was noch viel wichtiger ist …“

Flo sieht Udo erwartungsvoll an.

„So mache ich es auch bei mir selbst.“

„Warum ist das so wichtig?“, will Flo wissen.

„Weil wir viel zu oft an uns zweifeln und ständig versuchen, alles zu können und in allem gut zu sein – aber das geht nicht.“

Flo setzt sich nachdenklich auf eine kleine Holzbank und Udo beginnt zu erzählen.

„Ich habe vor Kurzem auf einer Reise einen Geschäftsmann kennengelernt, der eine große Firma mit vielen Angestellten leitet. Er hat mir erzählt, dass er von jedem Mitarbeiter ein Blatt in einer Mappe sammelt, auf dem steht groß ‚Stärken'. Darunter schreibt er alle positiven Eigenschaften und Talente, die dieser Mitarbeiter hat."

„Schön", freut sich Flo. „Und er schreibt nur die guten Dinge auf?"

„Ganz unten auf dem Blatt gibt es ein sehr kleines Feld, in dem steht ‚Schwächen' und dort stehen ein oder zwei Dinge, die ihm an dem Mitarbeiter nicht so gut gefallen."

„Das ist sicher ein cooler Chef. So einen hätte ich auch gerne mal", lacht Flo.

„Dazu brauchst du gar keinen Chef, das kannst du auch jetzt schon ganz allein für dich machen", meint Udo und Flo sieht ihn fragend an.

„Erzähl mir mal von deinem letzten Zeugnis", fordert Udo sie auf.

„Das hab ich doch schon. Ich hatte einen Dreier in Mathe, einen Zweier in Englisch und sonst lauter Einser", sagt Flo.

„Siehst du, genau das meine ich", erwidert Udo aufgeregt. „Warum sagst du nicht zuerst: ‚Ich hatte einen Einser in Deutsch, einen Einser in Musik' und so weiter? Warum beginnst du mit der schlechtesten Note?"

Flo sieht Udo fragend an.

„Wir schauen immer viel zu sehr darauf, was wir nicht können, und zu wenig darauf, was wir gut können."

„Das verstehe ich nicht", meint Flo. „Es ist doch wichtig, das zu üben und zu verbessern, was man noch nicht kann."

„Aber genauso wichtig ist es auch, das zu üben, was man schon gut kann – nur dann kann man zum Meister in einer Sache werden", sagt Udo etwas geheimnisvoll.

„Hm, darüber muss ich nachdenken", murmelt Flo und geht mit Udo zum Haus zurück.

Sie setzt sich auf die Schaukel und beginnt, langsam hin und her zu schwingen. Udo verschwindet im Haus und kommt kurz darauf mit einem Blatt Papier wieder.

„Hier“, sagt er. „Vielleicht hilft dir das beim Nachdenken.“

Auf dem Blatt steht oben in der Mitte in dicken Buchstaben „Meine Stärken“. Unten im linken Eck ist ein kleines Feld, in dem in ganz kleiner Schrift „Meine Schwächen“ steht.

Flo nickt zustimmend.

„Danke!“

Sie schaukelt noch eine Weile, bevor sie sich auf den Weg nach Hause macht.

4. Der Glückstempel

Heute geht es weiter mit der Glücksforschung. Die Kinder haben inzwischen viele Leute in ihrer Umgebung gefragt, was sie glücklich macht, und alle Antworten aufgeschrieben. Nun beginnen sie, die Antworten zu sortieren und zu ordnen. Dazu schreiben sie Wörter oder kurze Sätze auf Kärtchen. „Familie“ schreibt Flo und legt das Kärtchen zu den anderen auf einen großen Tisch. „Sonne“ steht da schon auf einer Karte, auf anderen sind „Natur“, „Enkelkinder“, „Schmetterlinge beobachten“, „Laut singen“, „Lachen“ und vieles mehr zu lesen.

Max ist sichtlich beeindruckt.

„Wahnsinn! Das ist ja fantastisch, was ihr da alles gesammelt habt!“

Die Kinder freuen sich auch über die tollen Ergebnisse und Max fordert sie auf, von ihren Befragungen zu erzählen. Flo und Miriam berichten von ihren Begegnungen im Supermarkt, Finn vom Kindergarten und Anna und Katja vom Friseur. Eine Frau in einem Büro sagte, nachdem Magda sie gefragt hatte, wann sie zuletzt glücklich war: „Das war gerade eben, als ihr zur Tür hereingekommen seid.“

Es waren fast nur nette Leute, die die Kinder getroffen haben. Einige wenige waren auch unfreundlich oder hatten keine Zeit.

„Aber darüber sollten wir uns nicht lange ärgern, sondern uns auf die positiven Reaktionen konzentrieren“, schlägt Max vor. „Wir wollen jetzt gemeinsam versuchen, diese vielen verschiedenen Antworten zu ordnen und zu schauen, ob es welche gibt, die zusammenpassen.“

Finn und Leo beginnen sofort, die Karten herumzuschieben und kleine Gruppen zu bilden. Magda, Mia und Anna helfen mit, während die anderen Kinder noch etwas verwirrt zusehen. Schon bald helfen aber alle Schüler mit und legen ähnliche Kärtchen zusammen. In einer Gruppe befinden sich „Familie“, „Freunde“, „Großeltern“ und dergleichen, in einer anderen liegen „Liebe“, „Humor“, „Zuneigung“, „Lustig sein“, „Lachen“ und so weiter. Um den Begriff „Sport“ scharen sich die verschiedensten Sportarten wie „Fußball“, „Tanzen“, „Klettern“ oder „Basketball“. Eine kleine Gruppe besteht aus „Singen“, „Musik“ und „Gitarre spielen“.

Max und Frau Friedensreich lassen die Kinder selbstständig arbeiten und entscheiden. Nur ganz selten mischen sie sich ein und geben Anregungen oder stellen Fragen zu den

Kärtchen. Nach einiger Zeit liegen sechs Gruppen von Kärtchen auf dem Tisch und einige einzelne Begriffe, die die Kinder nicht zuordnen konnten.

Max fragt nach, ob das fürs Erste so passt für die Forschergruppe. Viele Kinder nicken. Manche sind noch nicht ganz zufrieden mit dem Ergebnis, aber Max erklärt, dass es hier viele verschiedene Möglichkeiten gibt und alle richtig sind.

Der Glückstrainer ist jedenfalls sehr zufrieden mit dem Forschungsergebnis der Kinder und erzählt ihnen von Martin Seligman[4], der viele Jahre lang wissenschaftliche Forschungen zum Thema Glück und Wohlbefinden betrieben hat. Daraus entstanden fünf Säulen, die für Menschen besonders wichtig sind, um hohes Wohlbefinden zu empfinden und sozusagen „aufzublühen".

„Was könnten diese fünf Säulen sein?", fragt Max die Kinder. „Schaut euch mal eure Gruppen an! Vielleicht könnt ihr sie jeweils mit ein oder zwei Worten zusammenfassen."

Die Kinder verstehen nicht ganz, worauf Max hinauswill, und schauen ratlos auf die Kärtchen.

---

[4] Prof. Dr. Martin Seligman ist ein Experte für positive Psychologie.

„Wie könnte zum Beispiel der Name für diese Gruppe mit ‚Familie', ‚Freunde', ‚Großeltern' sein?"

„Beziehungen?", sagt Katja zögerlich.

„Ja, genau!", ist Max begeistert. „Und damit haben wir schon die erste von Seligmans Säulen: ‚Soziale Beziehungen'."

Max rollt ein großes Plakat aus und befestigt es an der Tafel. Darauf ist ein Tempel mit fünf Säulen zu sehen. Im oberen Teil steht „Glück und Wohlbefinden". Ganz oben auf den Säulen sind Buchstaben zu sehen: P, E, R, M und A. Darunter ist in jeder Säule ein Papierstreifen aufgeklebt.

„Was bedeutet das?", will Miriam wissen.

„Das ist das sogenannte ‚PERMA-Modell'", erläutert Max und löst den Streifen unter dem R ab. „Soziale Beziehungen" kommt dabei zum Vorschein. „Das R steht für ‚relationships', die englische Bezeichnung für Beziehungen", ergänzt der Trainer.

„Schaut mal eure anderen Gruppen an. Vielleicht entdeckt ihr noch eine der Säulen. Was könnte zum Beispiel der Name dieser Gruppe sein: ‚Humor', ‚Liebe', ‚Lachen', ‚Freude'?"

„Gute Dinge", sagt Mia leise.

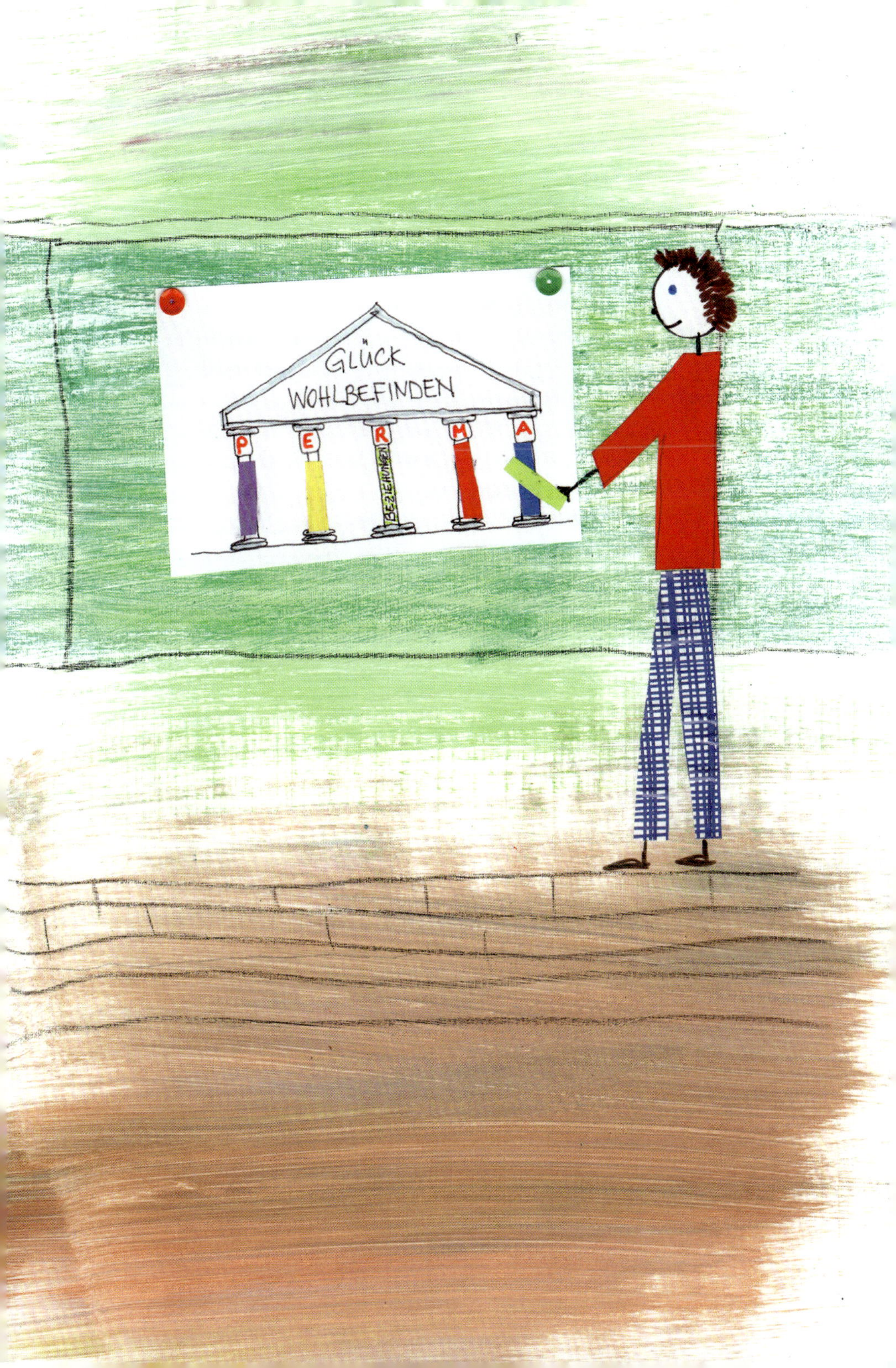
GLÜCK
WOHLBEFINDEN
P
E
R
M
A
BEZIEHUNGEN

„Ja, sehr gut. Wie nennt man das noch? Wie sagt man zu diesen guten Sachen?“, ermutigt sie Max.

„Gefühle?“, sagt Mia schon etwas lauter.

Max nickt strahlend und deckt eine andere Säule des Tempels auf.

„Genau richtig, Mia!“

„Positive Gefühle“ steht auf der Säule unter dem großen P.

Jetzt sind alle Kinder eifrig dabei und versuchen, das Rätsel der übrigen Säulen zu lösen.

Finn liest vor: „Fußball, Klettern, …“, und überlegt.

Miriam betrachtet „Singen“, „Musik“ und „Gitarre spielen“. Wie könnte diese Gruppe heißen? Max schlägt vor: „Versucht mal, diese beiden Gruppen zusammenzulegen. Was haben alle die Begriffe gemeinsam?“

„Man tut etwas“, sagt Miriam.

„Stimmt genau“, bestätigt Max. „Und wie kann man das noch nennen?“

„Aktivität?“, schlägt Frau Friedensreich vor.

Und wieder kann Max eine Säule freilegen. Das E darüber steht für „Engagement, Aktivität".

„Was bedeutet Engagement?", fragt Finn nach.

Max Mittensegler erklärt: „Engagement bedeutet, sich für etwas einzusetzen, etwas für eine Sache zu tun."

„Also wenn ich mich beim Fußball dafür einsetze, dass wir möglichst viele Tore schießen?"

„Ja, das ist ein perfektes Beispiel."

Anna, Magda und Niklas haben inzwischen schon eine Idee für die vierte Säule.

„Diese Gruppe hier mit ‚Gute Noten', ‚Gewinnen', ‚Gehaltserhöhung' könnte man Erfolg nennen", sagt Magda und Niklas ergänzt: „Oder Ziele."

„Das ist fantastisch!", ist Max begeistert und löst den Streifen von der Säule unter dem großen A[5].

„Erfolg, Zielerreichung" steht darauf.

„Das bedeutet, dass man sich etwas vornimmt – also ein Ziel setzt. Wenn man dieses erreicht, ist man erfolgreich."

---

[5] Das A steht für das englische Wort „accomplishment" – für Zielerreichung.

Die Kinder jubeln, weil sie schon wieder eine Säule richtig erraten haben.

„Jetzt schauen wir uns gemeinsam die übrigen Begriffe an“, schlägt Max vor und bittet Lisa, sie vorzulesen.

„‚Oma helfen‘, ‚Tiere versorgen‘, ‚Gartenarbeit‘, ‚Dem Bruder vorlesen‘, …“

„Was ist das Besondere an diesen Tätigkeiten?“, will Max wissen.

„Man tut etwas Gutes“, meint Lisa.

„Ja, richtig“, sagt Max. „Kennt ihr ein Wort dafür? Wenn man sagt: Das, was man tut, macht …“

„Sinnvoll? Sinn?“, überlegt Magda laut.

„Ja!“, freut sich Max und zieht den Streifen unter dem M[6] weg. „Die fünfte Säule ist ‚Sinn, Bedeutung‘. Das heißt, dass wir etwas tun, das anderen Menschen oder Tieren oder der Natur hilft und dadurch sinnvoll ist.“

Max bittet die Kinder, sich hinzusetzen und sich gemeinsam noch mal alle fünf Säulen anzuschauen.

---

[6] Der Buchstabe M steht für „meaning“, sprich Sinn.

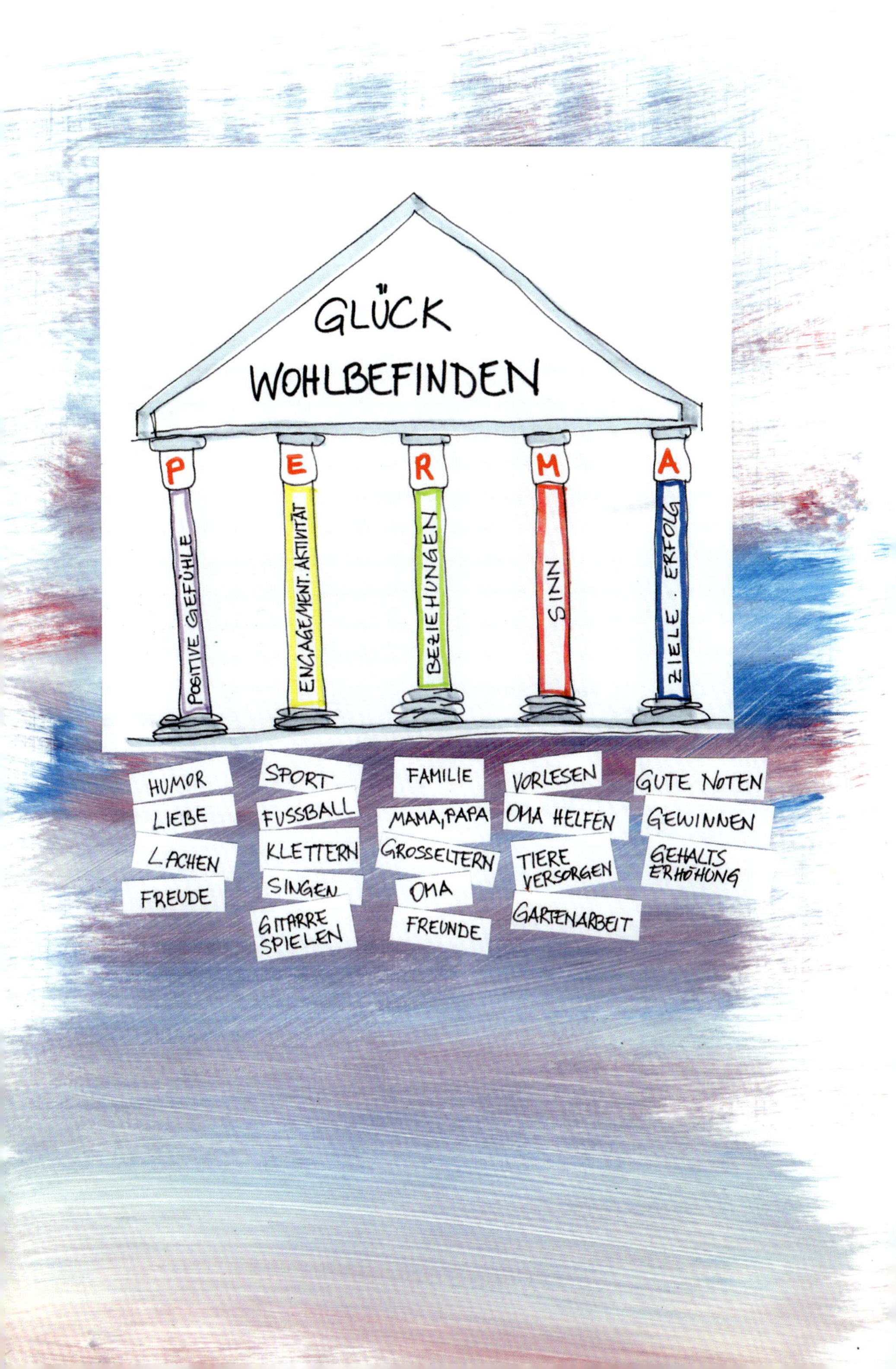
GLÜCK
WOHLBEFINDEN
P
E
R
M
A
POSITIVE GEFÜHLE
ENGAGEMENT. AKTIVITÄT
BEZIEHUNGEN
SINN
ZIELE . ERFOLG
HUMOR
LIEBE
LACHEN
FREUDE
SPORT
FUSSBALL
KLETTERN
SINGEN
GITARRE SPIELEN
FAMILIE
MAMA, PAPA
GROSSELTERN
OMA
FREUNDE
VORLESEN
OMA HELFEN
TIERE VERSORGEN
GARTENARBEIT
GUTE NOTEN
GEWINNEN
GEHALTS ERHÖHUNG

„Mit diesen fünf Säulen werden wir uns in den nächsten Glücksstunden immer wieder beschäftigen", kündigt er an. „Aber wir werden nicht so viel darüber reden wie heute, sondern etwas tun, um zu erfahren, ob diese Säulen tatsächlich glücklich machen. **Es nützt nämlich gar nichts, wenn der Reiter das alles weiß, aber der Elefant es nicht spüren kann.**"

5. Wo gehen wir hin?

Die Zielesäule

Die Kinder haben sich in den letzten Wochen immer wieder mit ihren Zauberkräften und Stärken beschäftigt. Sie haben auch erfahren, dass es ganz nützlich sein kann, die Stärken ihrer Mitschüler zu kennen, wenn man gemeinsam in einer Gruppe eine Aufgabe lösen muss.

Für heute hat sich Max eine ganz besondere Übung ausgedacht. Die Kinder sollen, aufgeteilt in vier Gruppen, jeweils ein rohes Ei aus einer Höhe von zwei Metern auf den Boden fallen lassen, ohne dass es zerbricht. Dafür bekommt jede Gruppe einige Strohhalme, Klebeband, einen Luftballon, ein Stück Schnur und ein paar Papierblätter. Jedes Team soll nun aus diesen Materialien eine Schutzhülle für das Ei bauen.

„Ihr habt 30 Minuten Zeit. Dann dürft ihr euer Ei mit der Hülle präsentieren und natürlich testen, ob es den Fall übersteht", beendet Max seine Erklärungen.

Nun sind die Schüler an der Reihe. Flo ist gemeinsam mit Magda, Finn und Peter in einer Gruppe. Die vier wissen nicht so richtig, womit sie beginnen sollen.

„Wir könnten die Strohhalme zerschneiden und um das Ei kleben", beginnt Finn.

„Und dann das Papier rundherumwickeln", ergänzt Magda. „Oder wir blasen den Luftballon auf und hängen das Ei irgendwie dran."

Es dauert eine Weile, bis die vier sich geeinigt haben, aber dann legen sie sofort los.

Auch die anderen Gruppen sind eifrig am Schneiden, Kleben und Diskutieren. Die Zeit vergeht wie im Flug und so sind alle überrascht, als Max plötzlich sagt: „Ihr habt noch fünf Minuten."

Am Ende werden aber alle rechtzeitig fertig und sind stolz, ihre Werke vor den anderen zu präsentieren.

Als Erstes sind Katja, Paula, Hannes und Niklas an der Reihe. Sie nennen ihr Gebilde, das aussieht wie eine Kugel mit ganz vielen Antennen, Eierraumschiff. Alle schauen gespannt zu, als Hannes damit auf einen Sessel steigt, um das Ei von der 2-Meter-Markierung fallen zu lassen. Wie bei einem Raketenstart zählt Katja: „Zehn, neun, acht, sieben, sechs, fünf, vier, drei, zwei, eins, los!"

Hannes lässt los, das Ei fällt auf den Boden und – bleibt ganz!

Alle jubeln und applaudieren begeistert.

Auch den nächsten beiden Gruppen gelingt es dank ihrer fabelhaften Konstruktionen, die sie Sternenball und Eierbett nennen, das Ei ohne Beschädigung auf dem Boden landen zu lassen.

Flos Gruppe ist als letzte an der Reihe. Gemeinsam mit ihren Freunden hat sie einen Ballonkorb aus Strohhalmen gebastelt, der am Luftballon hängt und in dem das Ei steckt.

„Oh, ist das schön“, ist Anna begeistert, als Magda den Eierballon herzeigt.

Auch die anderen Kinder staunen. Flo steigt stolz mit dem Ballon auf den Sessel und eins, zwei, drei lässt sie ihn fallen. Der Korb dreht sich ein bisschen beim Fallen und landet seitlich auf dem Boden. Dabei rutscht das Ei heraus und geht leider kaputt.

Flo und ihre Freunde sind enttäuscht und traurig, dass es gerade bei ihnen nicht geklappt hat.

„Aber dafür habt ihr sicher den schönsten Eierballon aller Zeiten gebastelt“, tröstet sie Max und die anderen Kinder klatschen und stimmen zu.

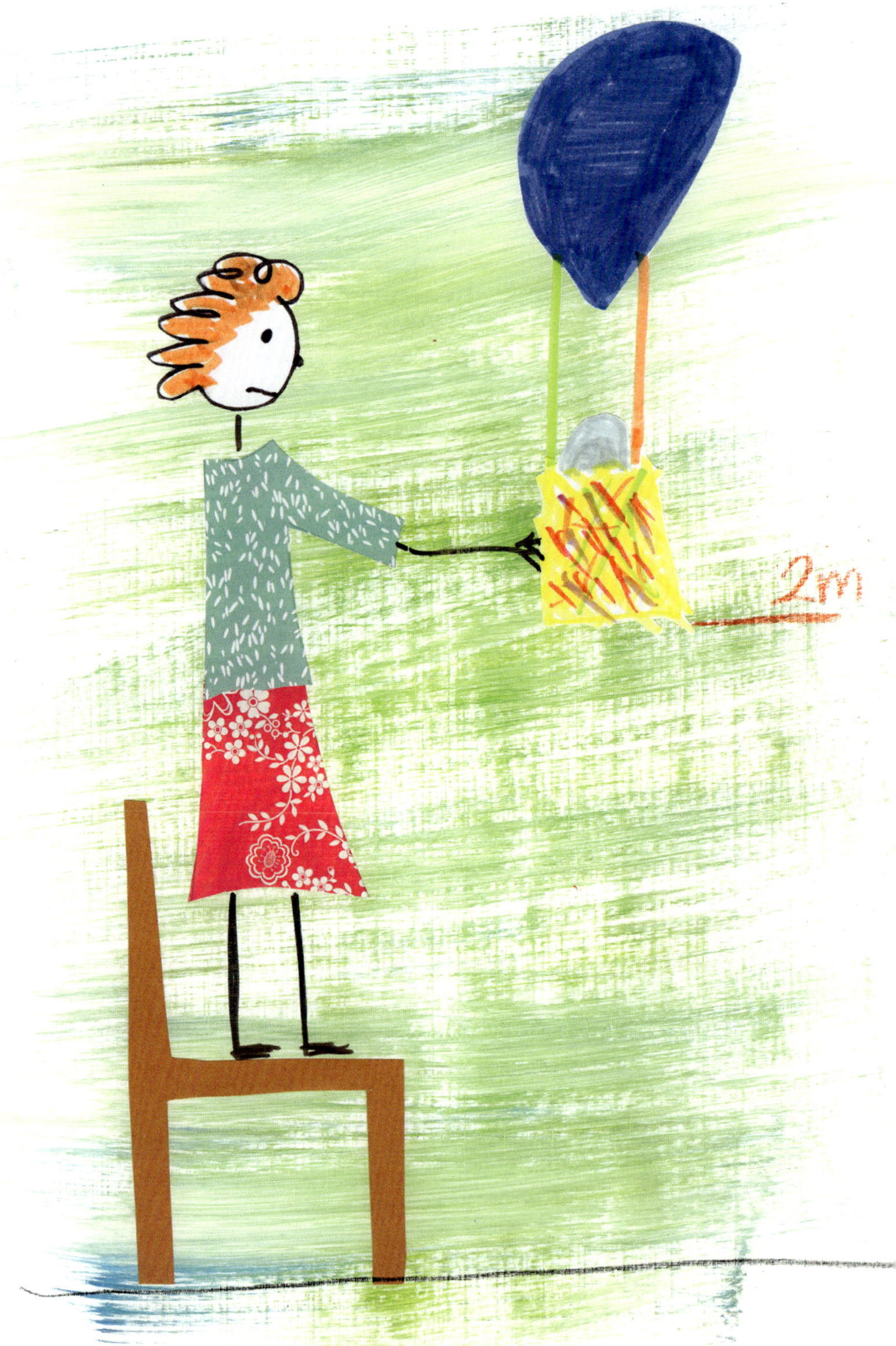
2m

Als alle Schüler wieder im Kreis zusammensitzen, erklärt Max, dass es bei dem Spiel nicht darum geht, dass alle Eier heil ankommen.

„Sondern?“, will Hannes wissen.

„Dass wir Spaß haben?“, meint Anna.

„Ja, genau, und was noch?“, fragt Max.

„Dass wir zusammenarbeiten … und etwas gemeinsam schaffen“, sagen Magda und Finn.

Max erinnert die Kinder an die Zauberkräfte, also ihre Stärken, und will von ihnen wissen, welche sie für den „Eierfall“[7] am meisten gebraucht haben.

„Teamfähigkeit, Kreativität, Ausdauer!“, rufen die Kinder sofort.

„Optimismus“, sagt Magda.

„Ja, genau“, bestätigt Flo. „Auch wenn das Ei kaputt gegangen ist, haben wir uns trotzdem gefreut, weil der Ballon so schön geworden ist.“

„Fantastisch!“, freut sich Max.

---

[7] Übung aus dem Schulfach Glück

In den nächsten Wochen stellt Max den Kindern immer wieder ganz unterschiedliche Aufgaben, die sie dann in Gruppen oder als gesamte Klasse lösen sollen. Manchmal gelingt es ihnen ganz schnell und einfach, manchmal dauert es etwas länger, aber immer finden sie am Ende gemeinsam einen Weg oder eine Lösung. Flo liebt diese „Rätselspiele“, wie sie sie nennt. Es macht ihr große Freude, mit den anderen gemeinsam zu tüfteln und neue Lösungen zu finden.

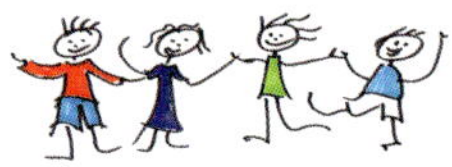

Im Schulgarten begrüßt Max Flo und ihre Freunde.

„Heute gehen wir. Kommt mit!“

Max geht los und die Kinder folgen ihm. Er geht eine Runde durch den Schulhof, dann noch eine und noch eine. Die Kinder langweilen sich und werden schon nach wenigen Minuten unruhig. Einige fangen an, sich zu beschweren.

„Das ist fad“, nörgelt Hannes.

„Ja, was soll das? Wir gehen ja nur im Kreis“, stimmt Finn zu.

Max sagt nichts und geht weiter. Die Schüler lästern untereinander und es wird ziemlich laut. Nach einer Weile geht Katja nach vorne zu Max und fragt: „Wo gehen wir eigentlich hin?“

Max bleibt sofort stehen und bittet die Kinder, zu ihm zu kommen.

„Katja, kannst du deine Frage noch mal stellen?“

„Wo gehen wir hin?“

„Das ist eine sehr gute Frage“, erwidert Max. „Merk sie dir bitte!“

Katja sieht den Trainer verwundert an, als dieser fortfährt.

„Wir gehen jetzt gemeinsam zum Obstgarten von Herrn Maier. Einige seiner Äpfel sind schon reif und er hat mir versprochen, dass jeder von euch einen Apfel haben darf.“

Die Kinder kennen den Obstgarten und auch den Weg dorthin. Sie freuen sich auf die Äpfel und marschieren sofort los. Lachend und plaudernd gehen sie und vergessen die Zeit dabei. Nach etwa 20 Minuten erreichen sie den Garten. Herr Maier erwartet sie schon und freut sich über den Besuch. Er zeigt ihnen, welche Äpfel reif sind und worauf sie beim Pflücken achten müssen. Danach darf sich jedes Kind selbst einen Apfel aussuchen.

Nachdem Flo und ihre Freunde ihre Äpfel in der Wiese verspeist haben, gehen sie gut gelaunt wieder zurück zur Schule. Dort setzen sie sich zum Abschluss im Kreis zusammen. Max Mittensegler fragt: „Was haben wir heute gemacht?“

„Wir sind gegangen und wir haben Äpfel gegessen“, antwortet Leo.

„Wir sind zweimal gegangen“, stimmt Max zu. „Zuerst hier im Schulhof und dann zum Obstgarten. Was war der Unterschied?“

Die Kinder überlegen. Flo versteht wieder einmal nicht sofort, worauf Max hinauswill.

„Zuerst war es fad, weil wir sinnlos im Kreis gegangen sind“, beginnt Magda.

Max nickt.

„Und beim zweiten Mal?“

„Da wussten wir, wohin wir gehen. Es war schön, weil wir uns auf den Obstgarten und die Äpfel gefreut haben.“

Max nickt wieder.

„Wie nennt man das, wenn man zu einem bestimmten Ort geht? Wir sind von hier weggegangen und der Obstgarten war unser …?“

„Ziel!“, rufen einige Kinder gleichzeitig.

„Genau. Und hat sich das Gehen für euch besser angefühlt mit oder ohne Ziel?“

„Mit Ziel“, sind sich alle einig.

„Für mich auch“, stimmt Max zu. „Deshalb werden wir uns in der nächsten Woche mit Zielen beschäftigen. Ihr könnt bis dahin schon mal überlegen, welche Ziele ihr habt.“

„Zehn, neun, acht, sieben, sechs, fünf, vier, drei, zwei, eins, Glücksspruuuuuuuung!“

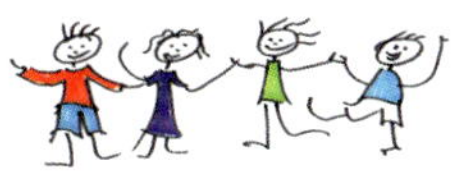

Am Nachmittag besucht Flo ihren Papa im Zoo. Sie begleitet ihn auf seinem Rundgang, den er jeden Tag macht.

„Wie war's in der Schule?“, erkundigt sich Fred.

„Wir haben heute wieder Glück gehabt“, antwortet Flo.

„Na, dann kann ja nichts mehr schiefgehen“, schmunzelt Fred.

„Doch!“, entgegnet Flo und Fred sieht sie verwundert an.

„Wir sollen überlegen, was unsere Ziele sind, und mir fällt überhaupt nichts ein.“

„Hm“, überlegt Fred, während sie am Affengehege vorbeigehen. „Ein großes Ziel für mich war es immer, Zoodirektor zu werden. Das wollte ich schon als Kind.“ Flo hört aufmerksam zu. „Und ich wollte immer eine Familie haben, das war auch ein großes Ziel“, lächelt Fred und umarmt Flo.

„Und jetzt?“, will Flo wissen. „Jetzt hast du keine Ziele mehr?“

„Doch, natürlich“, nickt Fred. „Ich will auf einen hohen Berg klettern, mit euch zum Nordkap reisen und ein Buch über Zootiere schreiben.“

Flo staunt, wie schnell ihr Papa seine Ziele aufzählen konnte.

Sie setzt sich auf eine Bank vor dem Elefantengehege und schaut den riesigen Tieren zu. Fred geht inzwischen zum Tierpfleger Fritz und bespricht etwas mit ihm. Als er zurückkommt, grinst Flo über das ganze Gesicht.

„Ich will ein Tennisturnier gewinnen, eine Torte für Mamas Geburtstag ganz alleine backen und mit Paula und Miriam in unserem Garten zelten."

Fred lacht.

„Na, das hört sich nach ganz eindeutigen Zielen an. Wie bist du denn jetzt so schnell darauf gekommen?"

„Manchmal weiß der Reiter die Antwort nicht, aber der Elefant spürt sie", sagt Flo geheimnisvoll und Fred kann nur erahnen, was sie damit meint.

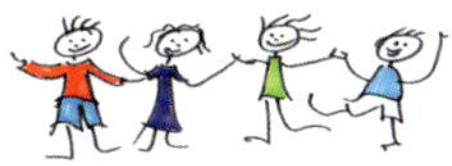

In der nächsten Glücksstunde bekommen Flo und ihre Mitschüler die Aufgabe, ihre Ziele zu malen. Flo freut sich sehr darüber und es macht ihr großen Spaß, das Tennissiegerpodest, die Torte und ihre Freundinnen im Zelt zu malen.

Miriam ist von der Aufgabe hingegen nicht begeistert. Sie weiß absolut nicht, was ihre Ziele sind, und außerdem malt sie nicht gern. Max setzt sich zu ihr und sagt mit ruhiger Stimme: „Das macht überhaupt nichts, Miriam. Fang einfach an, zu malen, egal was. Wenn du magst, auch gerne mit den Fingern. Vielleicht entsteht daraus ein Ziel. Und wenn nicht, auch gut."

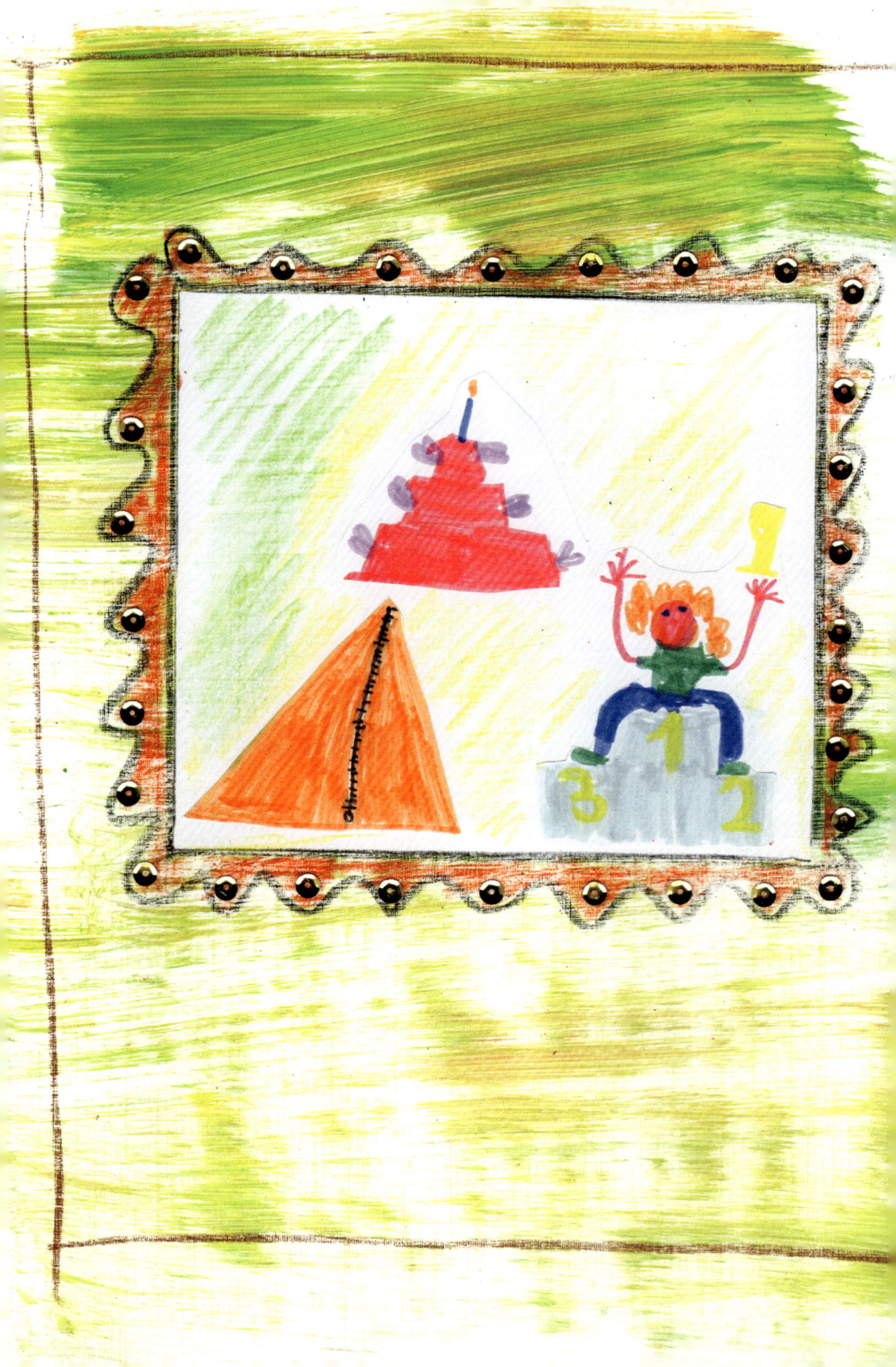
1
3
2

Miriam ist immer noch unwillig, taucht aber dann ihren Finger in die blaue Farbe und macht einen gebogenen Strich auf ihr Blatt. Danach noch einen und noch einen. Nach einer Weile genießt sie es, mit den Farben zu experimentieren. Am Ende der Stunde zeigt sie den anderen stolz ihr Bild und verkündet: „Mein Ziel ist es, surfen zu lernen."

Flo freut sich mit ihrer Freundin und sie beschließen, ihre Bilder zu Hause aufzuhängen, damit sie immer an ihre Ziele erinnert werden. **Auf jeden Fall sind sich die beiden einig, dass es glücklich macht, wenn man Ziele hat.**

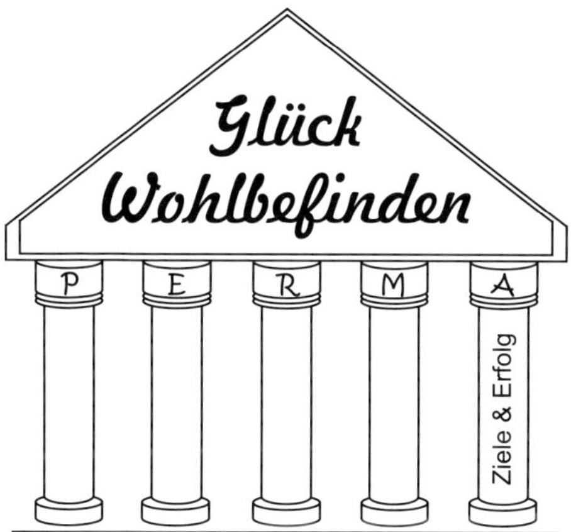

6. Ich, du, wir ...

Die Beziehungensäule

Gemeinsam mit Finn, Tom und Lisa sitzt Flo im Zeichensaal um ein großes Blatt Papier, auf dem vier schwarze Kreise aufgemalt sind. Die anderen Schüler sitzen auch jeweils zu viert an einem Tisch. Max Mittensegler erklärt: „Ziel dieser Übung ist es, dass ihr jeweils zu viert gemeinsam ein Bild malt – ohne zu sprechen!“ Max geht von Tisch zu Tisch und verteilt bunte Ölkreiden. „Der Kreis, der euch am nächsten ist, gehört euch. In diesem Kreis dürft nur ihr malen, niemand anderer. Es ist wichtig, dass ihr nicht in einen anderen Kreis hineinmalt. Der Bereich zwischen den Kreisen gehört euch allen, hier darf jeder malen.“

Einige Kinder haben noch Fragen, die Max geduldig beantwortet, dann gibt er das Zeichen für den Start. Das bedeutet, dass die Kinder nicht mehr sprechen dürfen. Flo und Lisa beginnen sofort zu malen. Finn und Tom überlegen noch und greifen dann auch zu den Ölkreiden. Auf den anderen Tischen bekommen die Kreise ebenfalls langsam mehr und mehr Farbe. Es ist ganz ruhig und man hört nur das Kratzen der Ölkreiden auf dem Papier und ab und zu ein leises Kichern, das aber nach einigen Minuten auch verstummt.

Zu Beginn malen alle Kinder innerhalb ihrer Kreise. Blumen, Landschaften, Regenbögen, Tiere und farbige Flächen sind zu sehen. Flo malt Schmetterlinge auf einer Wiese, Finn bunte Linien, Lisa ein Haus mit Sonne und Tom zeichnet sich und einen Freund beim Fußballspielen. Finn traut sich als Erster, seine bunten Linien auch außerhalb seines Kreises weiterzumalen. Da er nicht sprechen darf, schaut er die anderen an und zeigt auf die Bereiche, in denen er weitermalen will. Lisa, Flo und Tom nicken. Flo beginnt vorsichtig, einen Schmetterling auf eine von Finns Wellenlinien zu zeichnen. Er grinst und gibt Flo ein Zeichen, dass sie ruhig weitermachen kann. Tom breitet seine Fußballwiese aus und auch Lisa lässt ihr Bild aus dem Kreis hinauswachsen. Sie verbindet ihre Wiese mit der von Flo.

Langsam entsteht ein wunderschönes, buntes Bild, in dem Wellenlinien, Fußballer, Häuser und Schmetterlinge zusammenfließen.

Auch auf den anderen Tischen entstehen in ruhiger Stimmung, ausgehend von den jeweils vier Kreisen, farbenfrohe Bilder.

Nachdem alle fertig sind, setzen sich die Kinder in einen Sesselkreis und jede Gruppe zeigt ihr Bild und erzählt,

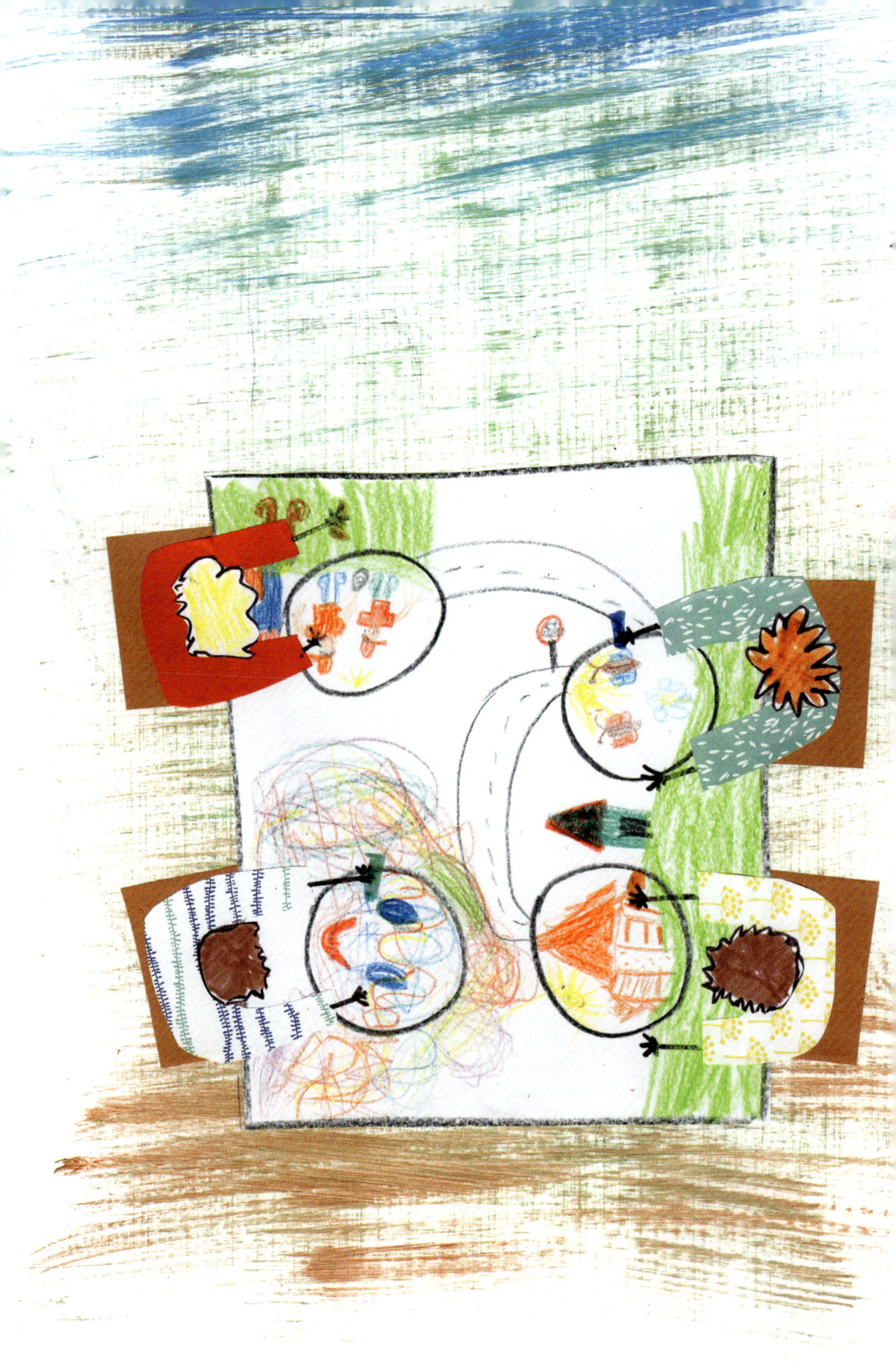

wie es entstanden ist. Max fragt, ob sich alle an die Regeln gehalten haben oder ob jemand in einen anderen Kreis gemalt hat.

„Paul hat in meinen Kreis gemalt", beschwert sich Anna.

„Was war das für ein Gefühl für dich?", fragt Max nach.

„Es hat mich geärgert."

Paul verteidigt sich: „Aber es war keine Absicht. Ich hab den Kreis nicht gesehen, ich war so mit meinem Regenbogen beschäftigt."

„Was habt ihr dann gemacht?", will Max wissen.

„Ich habe aus dem grünen Strich eine Blume gemacht. Jetzt fällt es nicht mehr so auf", erklärt Anna.

„Das ist schön", lächelt Max. „Und es ist auch vollkommen okay, dass du dich geärgert hast. Dieses Spiel heißt ‚Mein-Dein-Unser Reich'[8]. Es gibt für jeden von uns einen Bereich, der nur uns selbst gehört. Das gilt nicht nur für dieses Bild, sondern auch sonst im Leben. Du bestimmst, wie nahe jemand zu deinem Bereich kommen darf, und die anderen müssen das beachten. Rund um diese Bereiche gibt es viel freien Raum, in dem wir uns begegnen können."

---

[8] Übung aus dem Schulfach Glück

„Ja, so wie auf unserem Bild“, freut sich Flo und zeigt auf die Straßen, die sie auf ihrem Bild zwischen den Kreisen gezeichnet haben.

„Genau so ist das gemeint“, nickt Max.

Er lobt alle Bilder und Frau Friedensreich schlägt vor, die Zeichnungen im Schaukasten der Schule aufzuhängen.

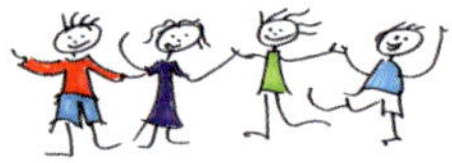

Zu Hause beim Mittagessen erzählt Flo ihrer Mama und Felix von dem Bild, das sie in der Schule gemeinsam gemalt haben.

„Ich will auch so ein Bild malen!“, ruft Felix sofort.

Filippa stimmt ihm zu: „Das ist eine gute Idee, Felix.“

„Ja, wir machen ein Familienbild“, strahlt Flo.

Die Kinder können es kaum erwarten, bis Papa am späten Nachmittag heimkommt. Sie ziehen ihn sofort ins Atelier, wo Flo schon alles vorbereitet hat. Sie erklärt die Spielregeln und betont zum Schluss noch mal: „Und ihr dürft nicht reden!“

Das fällt vor allem Felix ziemlich schwer, aber er bemüht sich sehr, weil er ganz stolz ist, dass er auch so ein „Großenbild“ malen darf. Flo und ihre Familie malen nämlich nicht mit Ölkreiden wie in der Schule, sondern mit Pinsel und „Tubenfarben“, wie Felix Filippas Acrylfarben nennt. Die vier genießen das gemeinsame Malen sehr und es entsteht ein wunderbares Bild aus vier bunten Kreisen und noch bunteren Zwischenräumen.

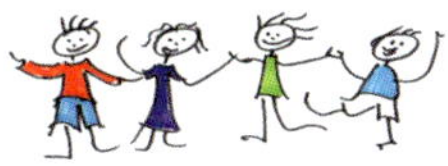

Im Schulgarten herrscht große Aufregung. Den Kindern fällt es schwer, sich zu beruhigen. Alle reden wild durcheinander und sind ziemlich aufgebracht. Erst als Max in seine Entenpfeife bläst, verstummen die aufgeregten Gespräche langsam.

In der Erzählrunde, in der die Kinder jede Woche berichten, was ihnen gut gelungen ist oder was sie glücklich gemacht hat, erfährt Max den Grund für die Aufregung. Paul hat Tränen in den Augen und sagt, dass er gar nichts gemacht hat. Max versteht nicht, worum es geht.

„Er hat Franz aus der anderen Klasse von der Schaukel geschubst und der hat ganz stark geblutet“, berichtet Hannes.

„Ja, sein Gesicht war voller Blut. Das hab ich auch gesehen“, bestätigt Katja.

„Frau Friedensreich musste ihn zum Arzt bringen, deshalb ist sie auch noch nicht da“, ergänzt Lisa.

„Aber Paul hat ihn nicht geschubst, er ist selber gesprungen“, ergreift Miriam für ihren Klassenkameraden Partei.

„Das hat Clemens aber anders erzählt“, entgegnet Finn. „Und außerdem streitet Paul ja dauernd mit Franz, weil der so ein Angeber ist.“

„Stopp!“, ruft Max laut. „Ihr wisst offensichtlich alle nicht ganz genau, was passiert ist. Außer Paul. Magst du es uns erzählen?“

„Mir glaubt sowieso niemand“, schluchzt Paul und vergräbt sein Gesicht in seinen Händen.

Die anderen Kinder schauen Max erwartungsvoll an.

„Ich war nicht dabei und kann das jetzt nicht für euch klären, aber ich weiß ein Spiel, das vielleicht helfen kann.“ Max kramt in seiner Tasche und holt kleine Kärtchen heraus. Grüne, gelbe und rote. Auf diese schreibt er Nummern, mischt die Karten durch und verteilt sie an die Kinder.

„Wir spielen jetzt ‚Geh-Geschichte'", sagt Max. „Alle mit den grünen, den roten und den gelben Karten bilden jeweils eine Gruppe. Wer von euch hat auf seinem Kärtchen einen Einser stehen?"

Finn, Lisa und Hannes heben die Hände.

„Euch erzähle ich gleich eine kurze Geschichte. Versucht, sie euch gut zu merken. Alle anderen gehen inzwischen im Schulgarten spazieren. Ihr könnt miteinander plaudern. Die Karten mit euren Nummern haltet ihr dabei bitte gut sichtbar in der Hand."

Die Kinder beginnen langsam, im Garten herumzugehen. Max setzt sich mit Finn, Lisa und Hannes auf eine Bank und erzählt eine Geschichte. Am Ende sagt er: „So, und jetzt sucht bitte jeweils den Zweier aus eurer Gruppe und wiederholt die Geschichte so gut ihr könnt. Der Zweier erzählt sie dann dem Dreier und so weiter. Die anderen Kinder dürfen dabei natürlich nicht zuhören."

Schon bald haben die drei ihre Zweier gefunden und geben weiter, was sie sich von der Geschichte gemerkt haben.

In der Zwischenzeit kommt Frau Friedensreich und beobachtet mit Max die Geh-Geschichte.

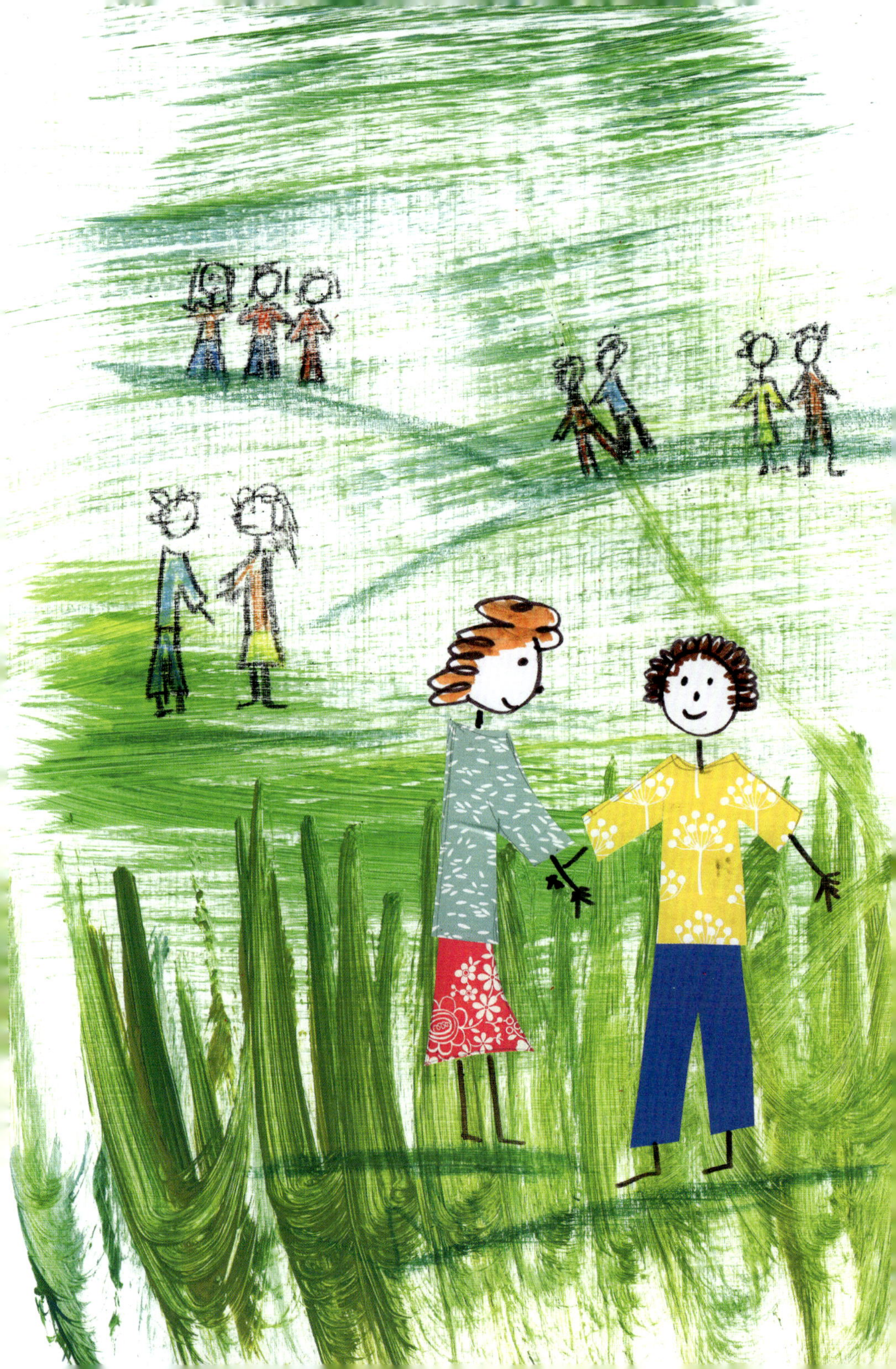

Als alle Gruppen bei ihrer letzten Nummer angekommen sind, versammeln sich die Kinder wieder in einem Kreis. Max bittet die jeweils Letzten der Gruppen, zusammenzufassen, was sie sich von der Geschichte gemerkt haben.

Flo beginnt: „Ein Frosch will unbedingt auf einen Berg klettern, schafft es aber nicht, weil er zu dumm ist."

Ihre Mitschüler lachen und viele wundern sich, weil sie etwas völlig anderes gehört haben.

Als Nächstes erzählt Tom: „Drei Frösche wollen wandern, aber es sind so viele andere Frösche da, dass sie nicht weiterkommen und aufgeben."

Und danach Magda: „Also, bei mir waren es drei Wölfe, die auf einen Berg klettern wollten. Zwei haben aufgegeben, einer hat es geschafft."

Die Kinder lachen wieder.

„Okay, sehr interessant, was ihr da erzählt. Danke!", sagt Max.

Flo und ihre Mitschüler fragen sich, wie es sein kann, dass so unterschiedliche Geschichten erzählt wurden. Max gibt zum Vergleich die ursprüngliche Geschichte wieder: „Drei

Frösche wollen auf einen Berg wandern. Am Wegrand stehen viele andere Frösche und rufen ihnen zu, dass das viel zu schwierig ist und sie das sicher nicht schaffen werden. Zuerst gibt der erste Frosch auf, etwas später der zweite. Der dritte aber geht unbeirrt weiter und erreicht den Berggipfel. Er hat die zweifelnden Frösche am Wegrand nicht gehört, weil er taub ist.“[9]

Die Kinder schauen Max nachdenklich an.

„Da ist aber wenig übrig geblieben von der wahren Geschichte“, bemerkt Flo schließlich.

„Und ganz unterschiedliche Dinge“, ergänzt Lisa.

„Ja, aus Fröschen sind Wölfe geworden“, wundert sich Finn.

„Warum, glaubt ihr, habe ich gerade heute diese Geh-Geschichte mit euch gemacht?“, will Max wissen.

„Wegen der Sache mit Paul?“, sagt Magda zögernd.

„Ja, und was hat sie damit zu tun?“

„Wir haben etwas erzählt, das wir auch nur von anderen gehört haben und nicht genau wussten“, sagt Miriam.

---

[9] Die ganze Geschichte „Die drei Frösche“ hat Max in dem Buch „55 philosophische Geschichten für Kinder“ von Leo Kaniok und Nel de Theije-Avontuur gefunden.

„Genau so entstehen Gerüchte“, mischt sich Frau Friedensreich ein. „Einer erzählt etwas, der Nächste erzählt es ein bisschen anders und so weiter.“

„Wie könnte man so etwas verhindern?“, will Max von den Schülern wissen.

Lisa schlägt vor: „Indem wir nur das erzählen, was wir selbst gesehen haben?“

„Oder indem wir den fragen, um den es geht“, meint Flo.

Max nickt zufrieden und wendet sich an Paul: „Magst du uns jetzt erzählen, was in der Pause passiert ist?“

Paul sagt mit klarer Stimme: „Franz hat plötzlich beim Schaukeln Nasenbluten bekommen. Er wollte schnell runterspringen, um sich ein Taschentuch zu holen. Dabei ist er hingefallen.“

Flo und ihre Mitschüler schauen Paul betroffen an.

Obwohl die Stimmung am Ende der Stunde nicht gerade ausgelassen oder fröhlich ist, nimmt Flo ein ganz spezielles Gefühl mit nach Hause. Sie spürt, dass ihre Mitschüler und sie heute etwas ganz Besonderes gelernt haben. Sie weiß nun, wie wichtig es ist, gut aufeinander zu achten und nicht zu schnell über andere zu urteilen. Ein warmes Gefühl von Verbundenheit und Freundschaft breitet sich in ihrem Bauch aus. Flo erkennt, dass dieses Gefühl genauso viel Glück mit sich bringt wie ausgelassene Fröhlichkeit – vielleicht sogar noch ein bisschen mehr.

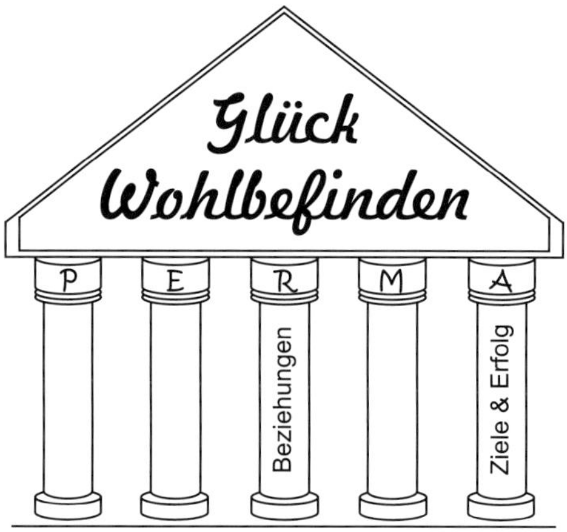

7. Gefühle sind ansteckend

Die Gefühlesäule

Ein paar Wochen später gehen Flo und ihre Mitschüler langsam durch den Turnsaal und hören auf die Musik, die aus dem CD-Player kommt. Max hat sie gebeten, sich auf die Stimmung der Musik einzulassen und zu beobachten, wie sich das anfühlt. Das ist gar nicht so leicht, vor allem weil die Musik etwas ungewöhnlich klingt. Als das Stück zu Ende ist, setzen sich alle in einem Kreis zusammen.

„Wie hat sich die Musik für euch angefühlt?", fragt Max.

„Nicht gut, irgendwie komisch", versucht Magda, ihre Stimmung auszudrücken.

„Traurig", fügt Finn hinzu.

„Ja, traurig", stimmt Leo zu.

Einige andere Kinder nicken.

Auch Max pflichtet ihnen bei: „Natürlich spürt jeder Mensch etwas anderes, wenn er eine bestimmt Art von Musik hört, aber für die meisten sind die grundlegenden Gefühle doch ähnlich. Trauer beschreibt die Stimmung sicher gut."

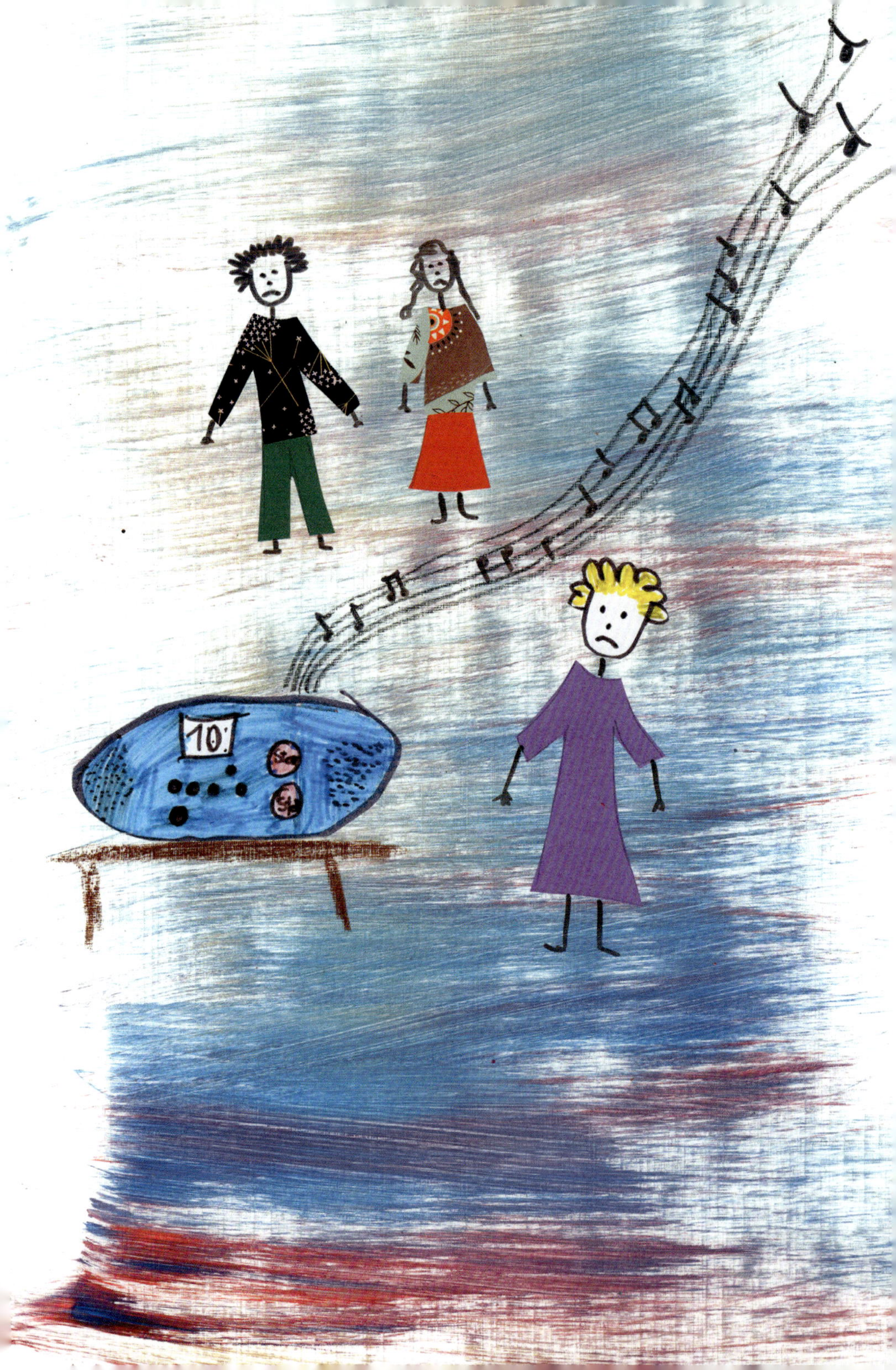
10

Max fordert die Kinder auf, wieder im Saal herumzugehen und auf das nächste Musikstück zu hören. Diesmal klingt es fröhlicher, ein bisschen wie Tanzmusik. Einige Kinder beginnen zu tanzen und zu hüpfen, andere nehmen sich an den Händen und drehen sich im Kreis.

„Fröhlich, lustig, freudig, ausgelassen", beschreiben die Kinder diesmal die Stimmung der Musik.

Noch einige Male bewegen sich die Kinder im Turnsaal und versuchen, zu erspüren, welche Gefühle die verschiedenen Musikstücke in ihnen erzeugen. Manchmal sind sich die Kinder ziemlich einig, zum Beispiel bei Angst. Manchmal ist ein Gefühl aber auch schwerer zu beschreiben, wie Geborgenheit, Zufriedenheit oder Langeweile. Es gibt so viele verschiedene Gefühle und es ist nicht immer einfach, was man fühlt, mit Worten zu beschreiben.

Am Ende der Glücksstunde haben die Kinder ganz viele verschiedene Gefühle gesammelt und aufgeschrieben. Max bittet sie, in den kommenden Tagen besonders darauf zu achten, welche Gefühle und Stimmungen sie in unterschiedlichen Situationen erleben.

„Zehn, neun, acht, sieben, sechs, fünf, vier, drei, zwei, eins, Glücksspruuuuuuuung!"

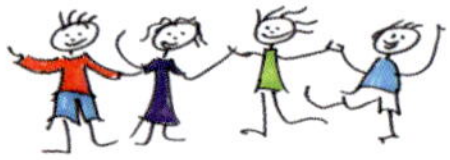

Flo findet die Sache mit den Gefühlen sehr spannend und beobachtet in der Schule, bei ihren Freunden und in ihrer Familie, welche Gefühle wann vorkommen.

„Ich glaube, Gefühle sind ansteckend“, sagt sie, als sie am Sonntag mit Felix und ihren Eltern beim Frühstück sitzt.

„Echt?“, fragt Felix. „So wie Schnupfen?“

Flo sieht ihren Bruder ernst an.

„Ja, ich glaube schon.“

„Das denke ich auch“, mischt sich Filippa ein. „Wenn ich gerade betrübt bin oder mich ärgere und du kommst fröhlich singend zu mir ins Atelier und begrüßt mich mit einer herzlichen Umarmung, dann bin ich auch gleich viel besser gelaunt.“

„Ja genau“, freut sich Flo.

Fred nickt zustimmend.

„Und wenn ich gerade gut gelaunt durch den Zoo gehe und einen Mitarbeiter treffe, der aus irgendeinem Grund sehr traurig ist, dann fällt es mir schwer, weiter fröhlich zu sein.“

„Hm“, überlegt Flo. „Aber was ist stärker? Warum steckst du den Mitarbeiter nicht mit deiner guten Laune an oder Mama mich mit ihrem Ärger?“

Darauf wissen weder Felix noch ihre Eltern eine Antwort. Flo beschließt, gleich nach dem Frühstück Udo zu besuchen. Vielleicht kann er ihr weiterhelfen.

Flo findet den Piloten in seiner kleinen Werkstatt hinter dem Haus, wo er gerade sein Fahrrad repariert. Sie erzählt ihm von den guten und den unangenehmen Gefühlen und von der Sache mit dem Anstecken. Udo hört aufmerksam zu. Auf die Frage mit der Ansteckung weiß er leider auch keine klare Antwort.

„Aber ich habe auf einer meiner Reisen eine Gefühleforscherin[10] kennengelernt, die hat mir etwas sehr Spannendes erzählt.“

Flo setzt sich auf eine große Holzkiste und sieht Udo erwartungsvoll an. Der kramt in einem alten Kasten herum und scheint nach etwas Bestimmtem zu suchen.

„Ah, da ist sie ja!“, ruft er freudig und stellt eine alte Waage mit einer roten und einer grünen Waagschale auf seinen Werktisch. Dann holt er noch eine Schachtel mit verschiedenen Gewichten hervor.

[10] Udo spricht von der Psychologieprofessorin Barbara Fredrickson.

Flo wartet gespannt.

„Welche Gefühle hast du gestern empfunden?“, fragt er Flo. „Erzähl einfach mal, was du den ganzen Tag gemacht hast.“

Flo beginnt: „Ich hab lange geschlafen und dann noch gemütlich im Bett gelesen. Danach hab ich mit Mama, Papa und Felix gefrühstückt und …“

Udo nimmt zwei kleine Gewichte und legt sie auf die grüne Waagschale.

„Geborgenheit und Freude?“, fragt er.

Flo nickt und ergänzt: „Und Genuss, weil das Frühstück so lecker war.“

Udo legt noch ein drittes Gewicht auf die Schale.

Flo erzählt weiter: „Danach musste ich meine Hausübung machen und ich war sehr wütend, dass wir am Wochenende so viel schreiben mussten. Das hat mich so geärgert, dass ich dauernd Fehler gemacht habe.“

Udo nimmt zwei größere Gewichte und legt sie auf die rote Waagschale.

„Wut und Ärger“, nennt er sie.

Die rote Seite senkt sich sofort weit nach unten.

„Aber warum sind die zwei viel schwerer als die drei auf der grünen Seite?“, staunt Flo.

„Das ist es, was mir die Forscherin erklärt hat“, beginnt Udo. „Hier auf der grünen Seite sind alle guten Gefühle, die du erlebst, und auf der roten sind alle schlechten Gefühle. Wenn die Waage ausgeglichen ist oder die grüne Seite schwerer ist, dann geht es dir gut. Du bist im Allgemeinen mit deinem Leben zufrieden und fühlst dich wohl.“

Flo schaut zweifelnd auf die Waage.

„Aber auf der grünen Seite liegen doch schon drei gute Gefühle. Warum ist die rote mit den zwei schlechten dann schwerer?“

„Weil negative, also schlechte Gefühle, mehr wiegen“, antwortet Udo. „Erzähl mal weiter, was hast du gestern nach der Hausübung gemacht?“

Flo lächelt.

„Ich war mit Papa im Wald. Wir haben Tiere beobachtet und Pilze gefunden. Das war total schön.“

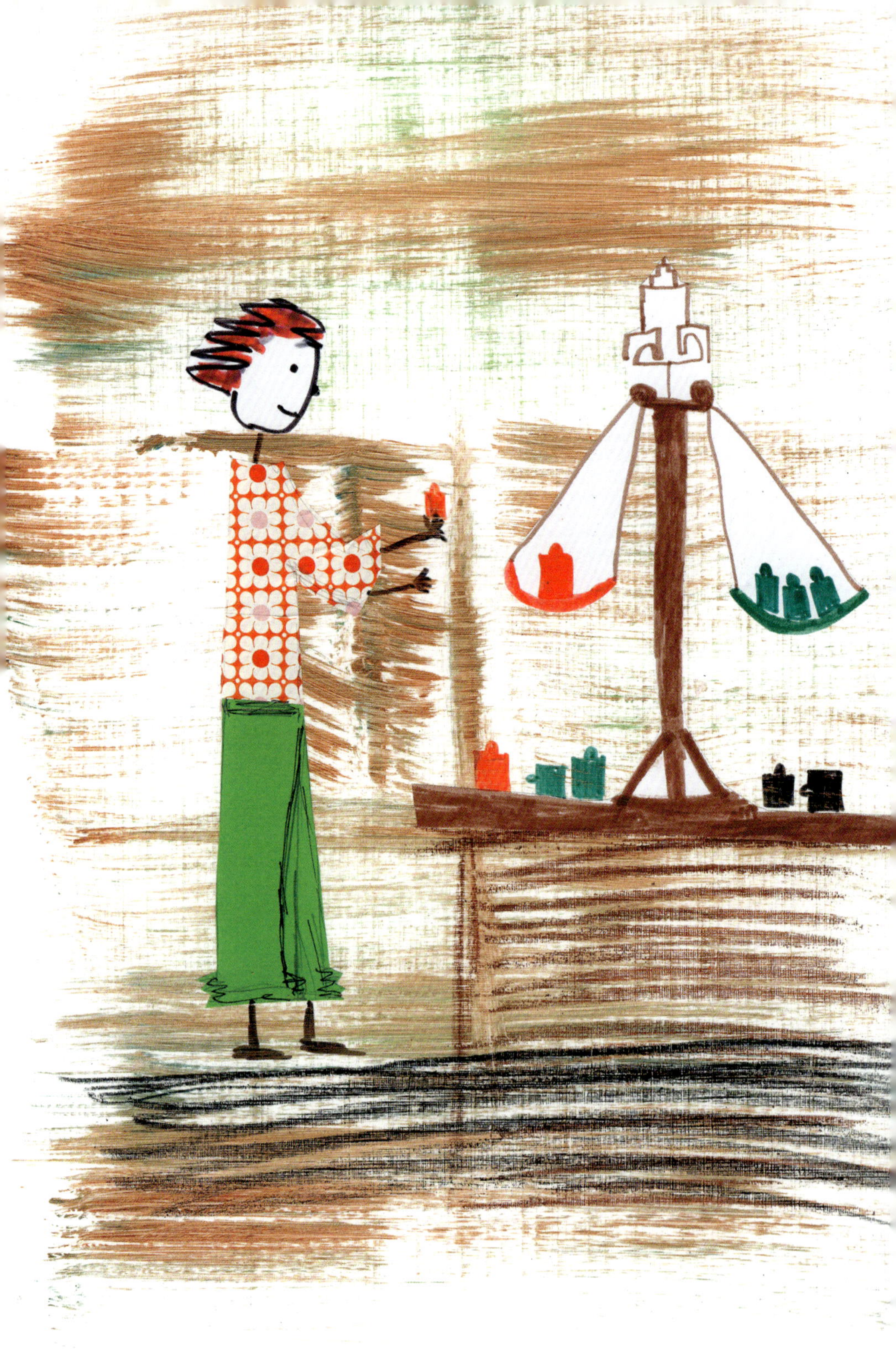

Udo legt zwei kleine Gewichte auf die grüne Waagschale und sagt: „Freude, Neugier."

Die Waage neigt sich langsam, aber immer noch wiegt die rote Seite mehr.

„Und am Nachmittag war ich bei Miriam. Wir haben gemeinsam Gitarre gespielt und viel gelacht."

„Spaß", freut sich Udo und legt wieder ein kleines Gewicht auf die grüne Waagschale.

Die Waage schwankt und pendelt sich auf gleicher Höhe ein.

Flo zählt die Gewichte.

„Es sind sechs Gewichte auf der grünen und zwei auf der roten Seite", stellt sie fest.

Udo nimmt drei kleine und ein großes Gewicht von der Waage. Sie bleibt ausgeglichen.

„Und jetzt?", schaut er zu Flo.

„Jetzt sind es drei gute Gefühle und ein schlechtes."

„Genau", ist Udo begeistert. „Das ist die 3:1-Regel[11]. Die Glücksforscherin hat herausgefunden, dass wir dreimal so

[11] Barbara Fredrickson sagt dazu „3:1-Quotient".

viele gute Gefühle brauchen wie schlechte, damit wir uns wohlfühlen und uns weiterentwickeln können."

„Und wenn ich fünfmal so viele habe?", wird Flo neugierig und legt noch zwei Gewichte auf die grüne Schale.

„Umso besser, dann geht es dir ganz besonders gut."

Flo lacht und beginnt, mit den Gewichten und der Waage zu spielen.

„Wenn jemand an einem Tag vier schlechte Gefühle hat, dann braucht er aber ganz schön viele gute, um das wieder auszugleichen."

Udo nickt.

„Und genau so läuft das auch ab, wenn wir mit anderen reden."

Er räumt alle Gewichte von der Waage ab und sagt zu Flo: „Das hast du jetzt wirklich toll gemacht." Dabei legt er ein kleines Gewicht auf die grüne Schale. „Aber es gefällt mir gar nicht, dass du so eine Unordnung in meine Gewichteschachtel gebracht hast."

Das schwere Gewicht, das Udo auf die rote Seite gelegt hat,

zieht die Schale sofort nach unten. Flo sieht Udo unsicher an, als dieser weiterspricht: „Aber auch wenn du manchmal unordentlich bist, mag ich deine Neugier und deine Fröhlichkeit ganz besonders.“

Dabei legt er zwei kleine Gewichte auf die grüne Waagschale und die Waage pendelt sich in der Mitte ein.

„Also“, zögert Flo, „wenn du etwas Schlechtes über mich sagst, braucht es drei gute Eigenschaften, um das wieder auszugleichen?“

„Ganz genau“, strahlt Udo.

„Das muss ich mir merken“, beschließt Flo und nimmt sich vor, das bei der nächsten Gelegenheit gleich auszuprobieren.

Und diese Gelegenheit kommt schneller, als sie gedacht hätte. Nachdem Flo sich von Udo verabschiedet hat, schlendert sie gut gelaunt den Weg entlang, der sie zurück zur Caretta führt. Sie pflückt ein paar bunte Blumen am Wegrand und macht daraus einen schönen Strauß, den sie ihrer Mama mitbringen will. Als sie in den Zaubergarten kommt, läuft Felix ihr entgegen und umarmt sie stürmisch. Flo ist total überrumpelt und ärgert sich, weil Felix den schönen Blumenstrauß zerdrückt hat.

„Was hast du da gemacht?“, schimpft sie. „Den wollte ich Mama schenken. Du bist so blöd!“

Felix versteht nicht, warum Flo so zornig ist, und sieht sie traurig an.

„Ich hab doch gar nichts gemacht.“

Da erinnert sich Flo ganz plötzlich an die 3:1-Regel, die sie bei Udo gelernt hat.

„Ja, du hast recht. Ich sollte mich lieber über deine herzliche Umarmung freuen. Du bist immer so fröhlich und …“

Flo muss ein bisschen nachdenken. Es ist gar nicht so einfach, so schnell drei gute Eigenschaften von Felix zu finden.

„Und du bringst mich so oft zum Lachen“, sagt sie dann.

Felix strahlt und freut sich über die netten Worte seiner Schwester. Filippa freut sich über die Blumen, auch wenn sie nicht mehr ganz so frisch aussehen.

„Das ist ganz schön schwierig, diese 3:1-Regel“, murmelt Flo.

Ihre Mama schaut sie fragend an.

„Udo hat mir erzählt, dass schlechte Gefühle dreimal so viel wiegen wie gute. Und das gilt auch für Worte. Deshalb sollte man, wenn man etwas Negatives oder Verletzendes zu jemandem sagt, immer drei gute Dinge hinzufügen, um das wieder auszugleichen."

„Das hört sich einleuchtend an", bestätigt Filippa. „Das werde ich ab jetzt auch versuchen."

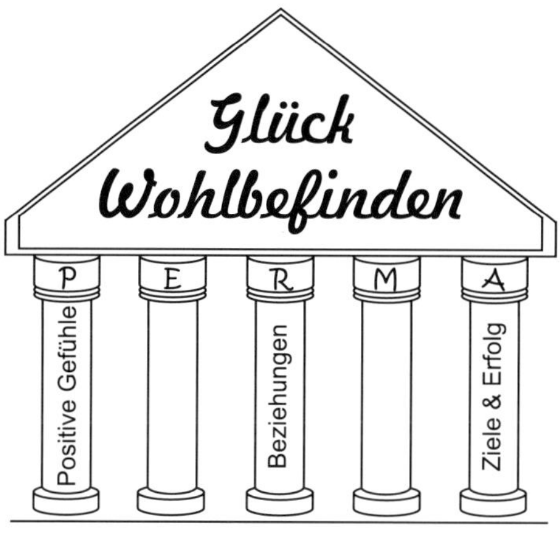

8. Kletterpark

Die Aktivitätssäule

Seit Wochen freut sich Flo bereits auf diesen Tag, denn heute macht ihre Klasse einen Ausflug zu einem Waldkletterpark. Max Mittensegler und Frau Friedensreich haben den Schülern schon viel von diesem Park erzählt und Flo ist sehr gespannt. Am Morgen vor der Abfahrt hat sie jedoch plötzlich ein ziemlich flaues Gefühl im Magen. Beim Frühstück ist sie sehr still und nachdenklich. Filippa bemerkt das sofort und wundert sich, weil sie weiß, wie sehr sich Flo auf diesen Ausflug gefreut hat.

„Was ist los, Flo? Geht es dir nicht gut?“, fragt sie besorgt.

Flo murmelt: „Ich weiß nicht, ob ich überhaupt klettern kann. Und was ist, wenn ich Angst habe und mich gar nicht traue … und wenn mich dann alle auslachen … und …“

Ihre Mama unterbricht sie: „Das wird nicht passieren. Deine Freundinnen sind ja auch dabei und die werden dich bestimmt nicht auslachen.“ Sie nimmt Flo in den Arm. „Dass du ein bisschen Angst hast, verstehe ich gut. Es ist ja auch etwas völlig Neues für dich. Ich bin sicher, eure Lehrer werden darauf achten, dass ihr nur so hoch klettert, wie es gut für euch ist.“

„Und wenn ich die Einzige bin, die sich nicht traut?“, jammert Flo.

„Dann bist du die Einzige. Du bist ja auch die Einzige in der Klasse, die Gitarre spielen kann. Stell dir vor, ihr müsstet alle ein Konzert spielen. Da hätten einige andere ziemlich große Angst, oder?“

Flo muss lachen.

Fred hat bis jetzt zugehört und sagt nun: „Wer von deinen Mitschülern kann denn schon klettern?“

„Katja. Die klettert jede Woche.“

„Glaubst du, du könntest sie fragen, ob sie dir helfen kann, falls du Hilfe brauchst?“

„Ja, das könnte ich schon machen“, sagt Flo etwas heiterer.

„Das klingt nach einem guten Plan“, freut sich Filippa.

„Ja, das mache ich“, stimmt Flo zu.

Im Bus setzt sich Flo gleich neben Katja und fragt sie, wo sie klettern gelernt hat und warum es ihr so viel Spaß macht. Sie vertraut ihr auch an, dass sie ein bisschen Angst davor hat, und Katja bietet von sich aus an, ihr zu helfen, falls es nötig ist. Flo lächelt dankbar und ist jetzt wieder gespannt darauf, etwas Neues auszuprobieren.

Am Eingang des Kletterparks versammeln sich alle Schüler um Max Mittensegler.

„Ich freue mich sehr, dass wir heute gemeinsam hier klettern werden. Die Trainer werden euch genau erklären, wie ihr die Sicherungsgurte anlegt und worauf ihr achten müsst. Für mich ist es besonders wichtig, dass jeder von euch nur so hoch und so weit klettert, wie es für ihn richtig ist. Das könnt ihr nur selbst entscheiden. Achtet gut auf eure innere Stimme! Sie wird euch sagen, was ihr schaffen könnt. Es ist kein Problem, etwas nicht zu machen, wenn es sich für euch nicht richtig anfühlt."

Die Worte von Max beruhigen Flo und sie nimmt sich fest vor, auf ihr Bauchgefühl zu hören.

Nachdem die zwei Klettertrainer alle Sicherheitsregeln erklärt haben und jedes Kind einen Klettergurt angelegt hat, geht es endlich los. Die fortgeschrittenen Kletterer gehen gleich zu den schwierigeren Routen, die Anfänger beginnen bei den einfachen. Katja fragt Flo, ob sie bei ihr bleiben soll, aber Flo versichert ihr, dass sie es erst mal alleine probieren will.

„Ist gut", sagt Katja. „Du kannst mich aber jederzeit rufen, wenn du Hilfe brauchst."

Anja, die Klettertrainerin, zeigt Flo, Miriam, Magda und Paula die erste Route und dann steigen sie gemeinsam eine Leiter hinauf. Auf etwa zwei Metern Höhe erreichen sie eine Plattform auf einem Baum und von dort geht es über einen sehr wackeligen Steg zur gegenüberliegenden Basis. Weiter über lose hängende Balken und Seilschlaufen führt die Route zum nächsten Baum.

Flos Herz klopft ziemlich heftig, aber es macht ihr immer mehr Freude. Bei jeder Plattform muss sie sich aufs Neue ein bisschen überwinden, weiterzugehen, aber wenn sie dann den nächsten Baum erreicht hat, durchströmt sie ein Gefühl von Stolz und Freude, das sie so noch nie erlebt hat. Miriam geht es ähnlich. Magda tut sich sichtlich leicht und hüpft fast über die Bretter und Holzstämme. Paula hat jedoch Probleme, das Gleichgewicht zu halten, und zittert am ganzen Körper.

„Warum könnt ihr das alle so gut und ich nicht? Ich glaube, ich gebe auf", jammert sie, als sie auf einer größeren Plattform eine Pause machen.

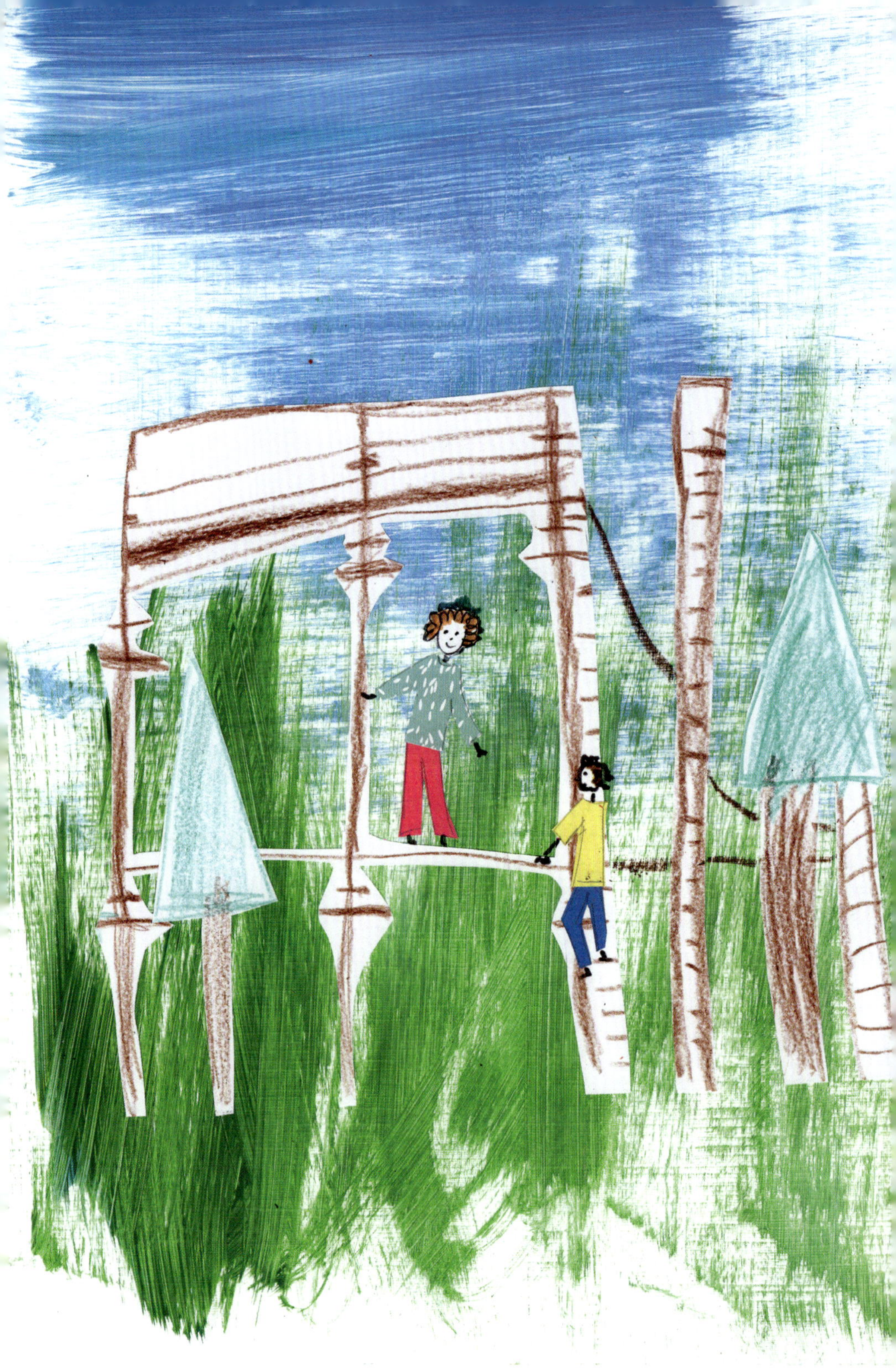

Flo meint, dass sie auch ein bisschen Angst hat und es ihr nicht leichtfällt, aber sie konzentriert sich einfach auf den nächsten Baum, schaut nicht nach unten und dann geht es.

Bei den kommenden Hindernissen geht Flo hinter Paula und ermutigt sie immer wieder, nur auf den nächsten Schritt zu achten. Miriam und Magda empfangen Paula freudig bei der letzten Station und sie ist total froh, dass sie es geschafft hat. Von hier aus dürfen alle am Flying Fox ein langes Seil hinunterrutschen. Was für ein Spaß! Die Mädchen lachen ausgelassen und umarmen sich, als sie am Boden angekommen und abgeseilt sind. Plötzlich wird Paula ganz ernst und sagt: „Danke! Ohne euch hätte ich das nicht geschafft."

Katja, Tom und Finn kommen gerade von einer sehr schwierigen Klettertour zurück und unterhalten sich aufgeregt.

„Puh, das war ganz schön hart", meint Finn.

„Wahnsinn, wie du das so leicht geschafft hast", sagt Tom anerkennend zu Katja.

„Ich hab das ja auch nicht zum ersten Mal gemacht", winkt Katja ab. „Da steckt viel Übung dahinter."

Als Katja Flo sieht, erkundigt sie sich sofort, wie es ihr gegangen ist.

„Wunderbar!“, strahlt Flo und erzählt begeistert von ihrer ersten Klettertour.

Katja hört aufmerksam zu.

„Danke für deine Hilfe“, sagt Flo am Ende leise.

„Wieso? Ich hab doch gar nichts gemacht“, wundert sich Katja.

„Doch. Ich hab die ganze Zeit gewusst, dass du da bist. Das hat mir geholfen.“

„Das ist schön“, freut sich Katja.

Langsam kommen auch die anderen Kinder von ihren Touren zurück und alle treffen sich auf einem großen Platz in der Mitte. Gemeinsam mit Max und Frau Friedensreich sitzen sie auf Baumstämmen zusammen. Max fragt: „Was, glaubt ihr, hat Klettern mit Glück zu tun?“

„Es macht Spaß“, sagt Mia.

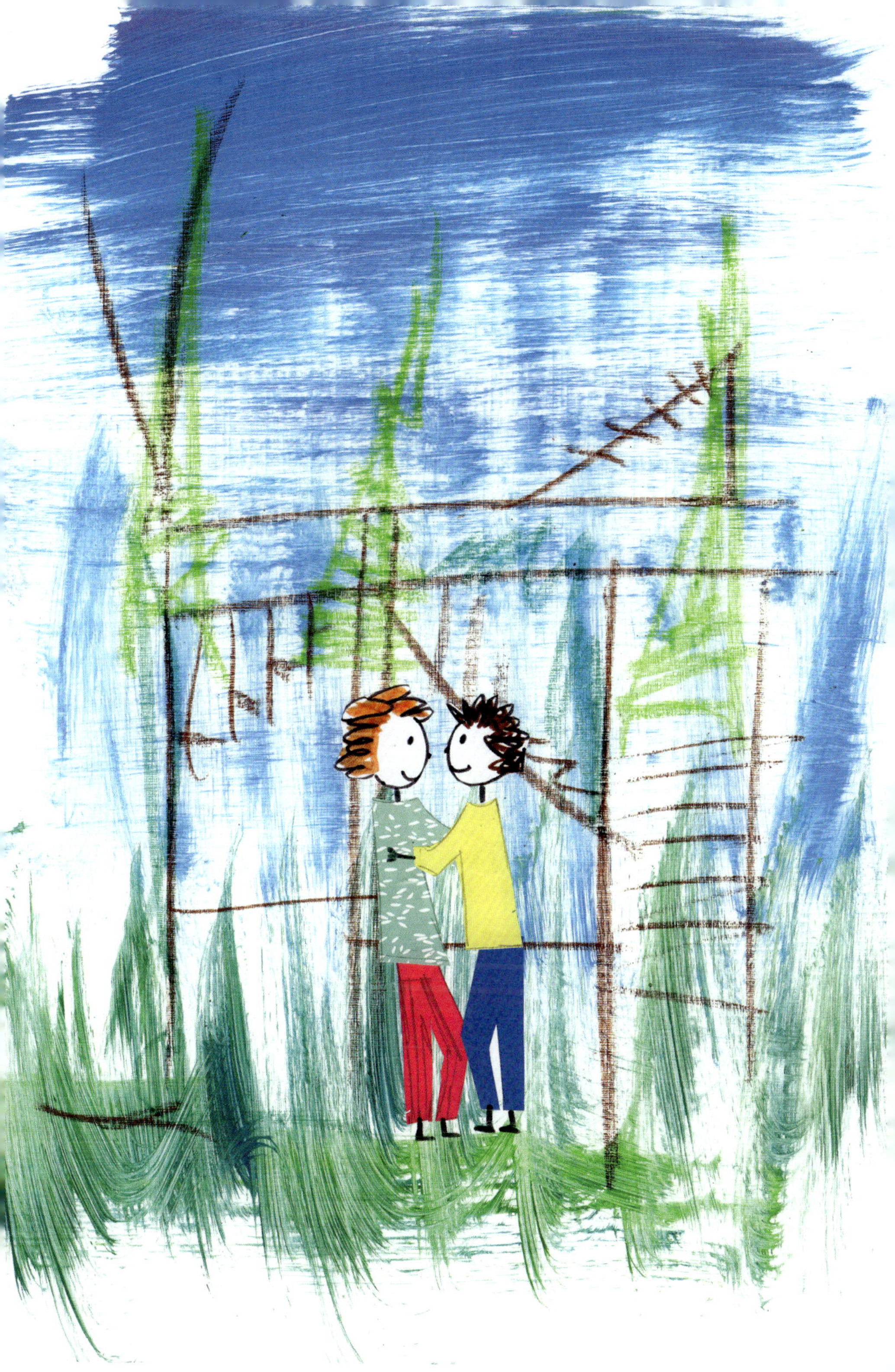

„Aber nur, wenn man es kann", ergänzt Paula. „Zuerst hatte ich ziemliche Panik, aber als ich es geschafft habe, war es ein super Gefühl."

Max nickt.

„Was fällt euch noch ein?"

„Man tut etwas, man bewegt sich und spürt den Körper", sagt Tom.

„Es ist schön, in der Natur zu sein", meint Magda.

„Und man ist so beschäftigt, dass man an nichts anderes denken kann", bemerkt Frau Friedensreich.

„Ja, das gefällt mir auch besonders am Klettern", stimmt Max zu. **„Der Reiter hat keine Zeit zum Grübeln und Nachdenken. Man muss vollkommen bei der Sache sein und sich auf den Elefanten verlassen."**

Der Ausflug in den Kletterpark wird Flo und ihren Mitschülern jedenfalls noch lange in Erinnerung bleiben.

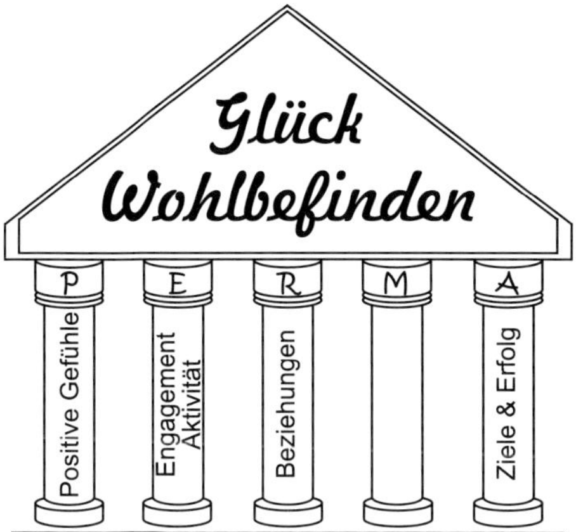

Glück
Wohlbefinden
P
E
R
M
A
Positive Gefühle
Engagement
Aktivität
Beziehungen
Ziele & Erfolg

9. Helfen macht glücklich

Die Sinnsäule

„Haben wir heute kein Glück?", fragen die Kinder Frau Friedensreich am Beginn der dritten Stunde.

Max Mittensegler ist noch nicht da und es ist nicht seine Art, zu spät zu kommen.

„Hm, ich weiß auch nicht, wo …"

Schon kommt Max zur Tür hereingestürmt und entschuldigt sich überschwänglich für seine Verspätung.

„Ich bin auf dem Weg zur Schule bei Herrn Maier vorbeigefahren", erzählt er. „Er hat ein großes Problem. Die Äpfel auf seinen Bäumen sind nun alle reif und morgen Früh sollen die Arbeiter kommen, um sie zu ernten." Die Kinder hören Max gespannt zu, wie er weitererzählt: „Morgen könnte es aber schon zu spät sein, weil es laut Wetterbericht heute Abend einen sehr starken Sturm geben wird. Herr Maier hat schon alles versucht, aber heute hat niemand Zeit, ihm bei der Ernte zu helfen."

Max atmet einmal tief durch und sieht die Kinder und Frau Friedensreich ratlos an.

Die Lehrerin erwidert: „Das tut mir sehr leid für Herrn Maier. Er ist so ein netter Mann und hat die besten Äpfel, die ich kenne."

Die Kinder stimmen zu.

„Vielleicht können wir ihm helfen?", sagt Miriam zögerlich.

„Ja genau, wenn wir alle mithelfen, können wir es sicher schaffen", meint Tom.

Einige Kinder stimmen sofort zu, manche zweifeln noch.

„Aber wir haben nur mehr zwei Stunden Unterricht", wirft Leo ein.

„Genau genommen nur mehr eineinhalb", sagt Max mit einem Blick auf die Uhr.

„Bis wir beim Obstgarten sind und wieder zurück, da bleibt nicht viel Zeit zum Ernten", befürchtet Magda.

Frau Friedensreich nickt nachdenklich.

„Wir könnten ja einfach länger bleiben", schlägt Flo vor.

„Ja, das könnten wir", stimmt die Lehrerin zu. „Wenn ihr einverstanden seid, informiere ich eure Eltern, dass ihr heute später nach Hause kommt."

„Ja, klar!“

„Sicher!“

„Das wird lustig.“

„Okay, das ist ja toll“, lacht Max.

Während sich die Kinder anziehen, gibt Frau Friedensreich der Direktorin Bescheid. Ein paar Minuten später sind alle Schüler startklar. Die Lehrerin kommt gemeinsam mit dem Musiklehrer und dem Schulwart aus der Schule.

„Ich habe noch zwei Helfer mitgebracht“, strahlt sie.

„Das ist ja großartig“, freut sich Max. „Herr Maier wird staunen.“

Schon macht sich der Apfelerntetrupp gut gelaunt auf den Weg. Als die Kinder beim Garten ankommen, ist Herr Maier gerade ganz alleine dabei, so viele Äpfel wie möglich zu ernten. Da er schon über 80 Jahre alt ist, fällt ihm die Arbeit sehr schwer.

„Guten Tag, Herr Maier! Die Kinder und wir Lehrer würden gern bei der Apfelernte mithelfen, wenn Ihnen das recht ist“, bietet Frau Friedensreich an.

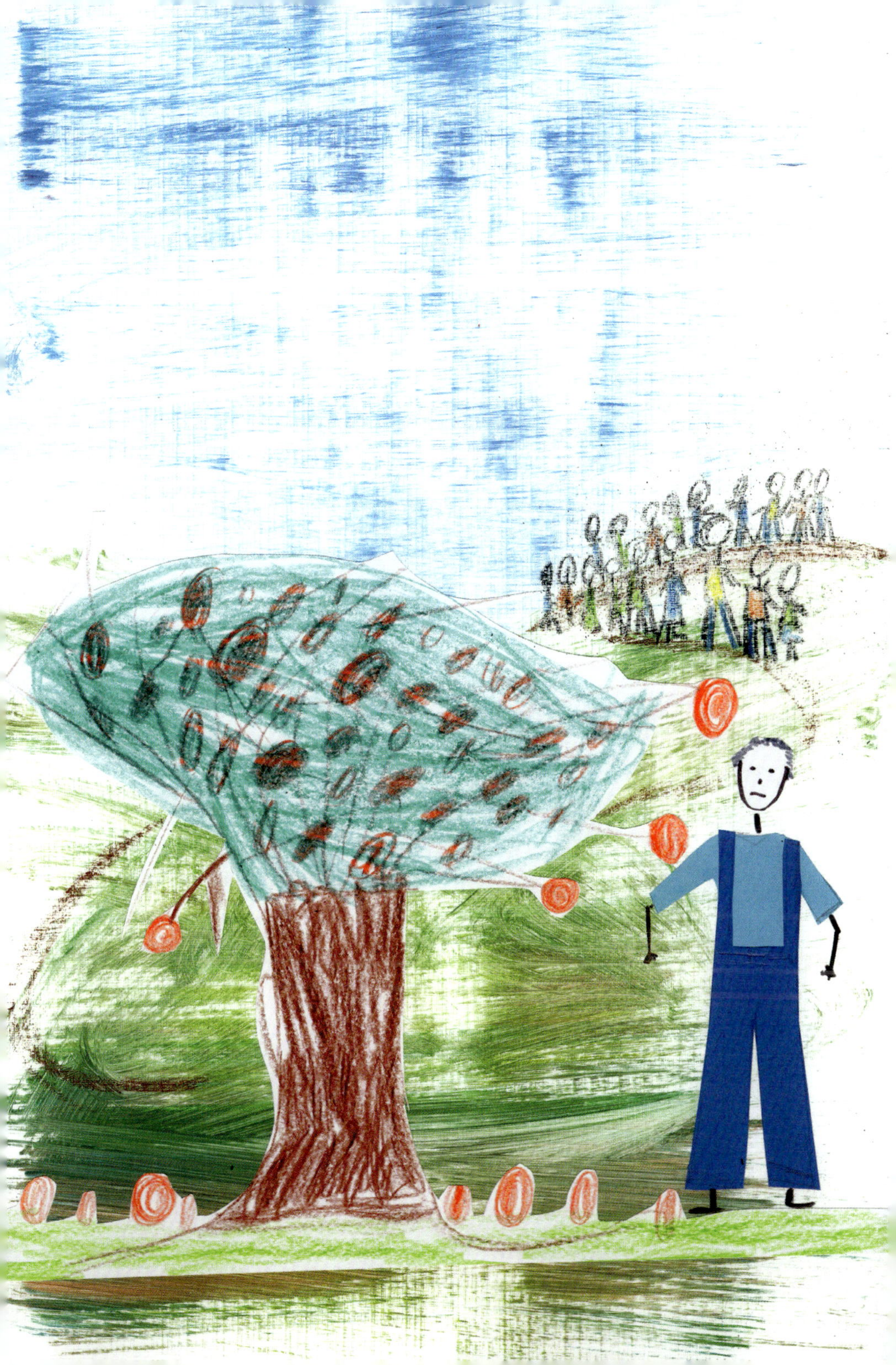

Als Herr Maier aufschaut und die vielen Kinder sieht, hat er Tränen in den Augen vor Rührung und Erleichterung.

„Oh, das ist ja wunderbar“, freut er sich.

Er zeigt den Kindern, wo die Kisten für die Äpfel stehen und worauf sie bei der Ernte achten müssen. Max und der Schulwart holen einige Leitern für die höheren Bäume. Schon nach wenigen Minuten sind alle fleißig bei der Arbeit. Leo und Magda tragen die Holzkisten aus der Scheune. Mia, Katja und die anderen ernten die Äpfel. Tom und Hannes tragen die vollen Kisten zu zweit ins Lager, da sie ziemlich schwer sind.

Die Zeit vergeht wie im Flug und im Lagerraum stapeln sich immer mehr Kisten.

„Pause!“, ruft plötzlich die Frau Direktor, die mit dem Auto zum Obstgarten gekommen ist und Verpflegung für alle mitgebracht hat.

Die fleißigen Helfer setzen sich in die Wiese und essen Wurstsemmeln, Käsestangerln und natürlich so viele Äpfel, wie sie mögen.

„Danke“, sagt Max leise zu der Direktorin.

„Ich danke euch für diese wunderbare Idee“, entgegnet sie.

Nach der Stärkung geht es fröhlich weiter mit der Ernte und die Kisten im Lagerraum werden immer mehr. Flo ist gerade dabei, mit Magda eine leere Kiste zu holen, als sie einen Tropfen auf ihrer Nase spürt.

„Es beginnt zu regnen!“, ruft sie laut.

„Wir haben es gleich geschafft, nur noch zwei Bäume!“, ermutigt Max die Kinder.

Alle pflücken, schlichten und tragen so schnell sie können und auch der immer stärker werdende Regen hält sie nicht davon ab, die letzten Äpfel zu ernten.

„Geschafft!“, jubeln Tom, Finn, Miriam und Flo, als sie triefend nass mit den beiden letzten Kisten in den trockenen Lagerraum kommen.

„Jaaaaaa!“, stimmen alle freudig ein. „Wir haben es geschafft!“

Draußen regnet es jetzt richtig stark und auch der Wind weht immer kräftiger.

Herr Maier sitzt auf einer Holzkiste. Er schaut zuerst die Stapel von Apfelkisten an, dann die Kinder und die Lehrer.

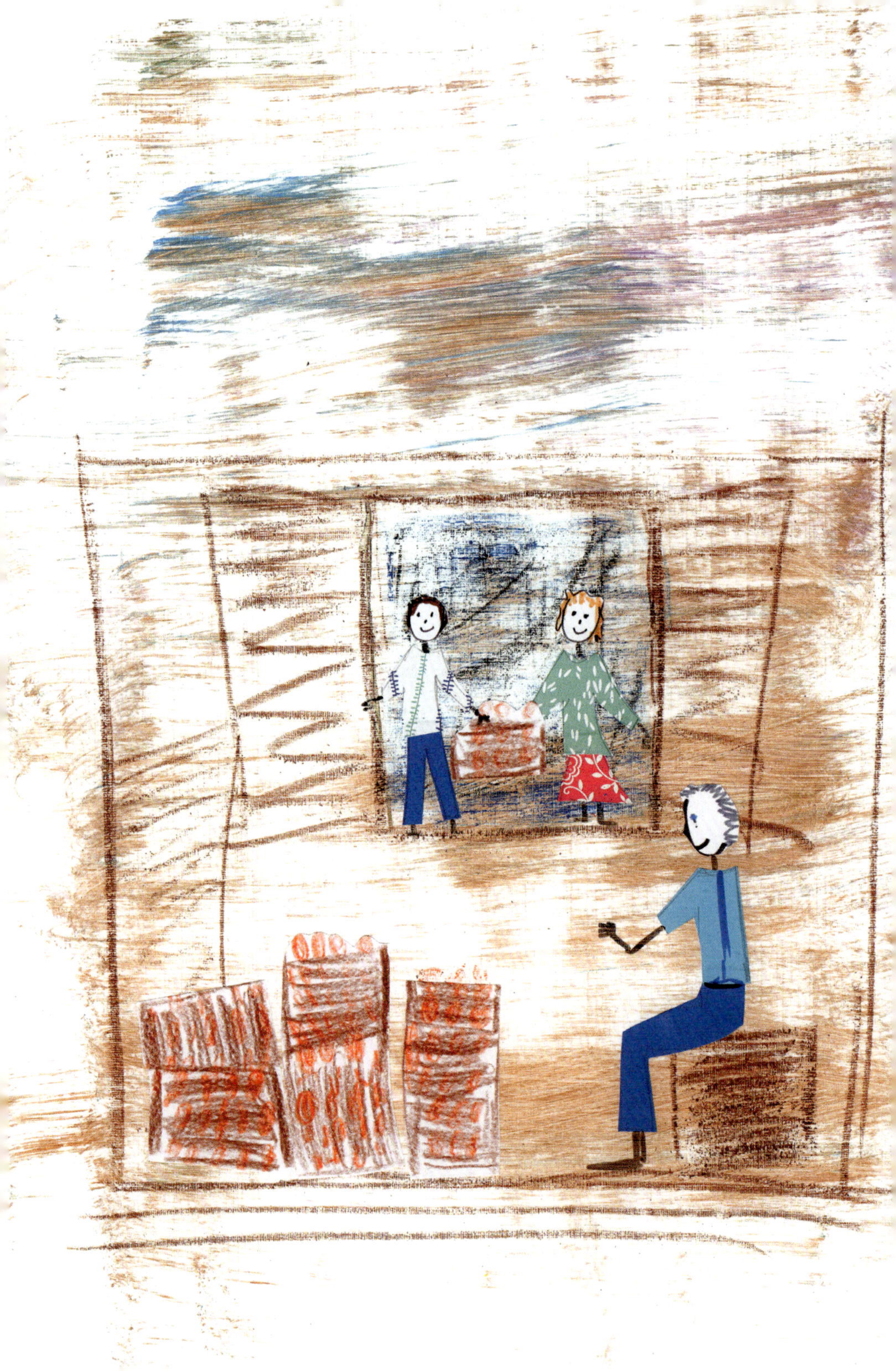

„So etwas hat noch nie jemand für mich gemacht", sagt er und hat schon wieder Tränen in den Augen. „Ich weiß nicht, wie ich euch danken soll."

„Das haben Sie schon", sagt Max gerührt. „Ihre Freude zu sehen ist der schönste Dank."

Die Kinder stimmen eifrig zu.

„Es ist wirklich wunderschön, etwas so Sinnvolles zu tun", sagt Frau Friedensreich. „Es war mir eine Ehre."

Sie wendet sich an die Kinder: „Eure Eltern werden gleich da sein, um euch abzuholen. Die Hausübung braucht ihr heute nicht machen. Ich glaube, ihr habt bei der Apfelernte sehr viel mehr gelernt als bei der schwierigsten Hausübung. Ich bin stolz auf euch."

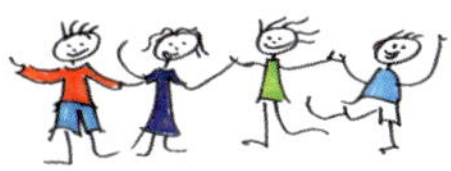

Bei einer Tasse heißem Kakao erzählt Flo ihrer Mama und Felix von dem spannenden Nachmittag. Sie ist immer noch ganz aufgeregt und fröhlich.

„Ich hab gar nicht gewusst, dass helfen so glücklich machen kann."

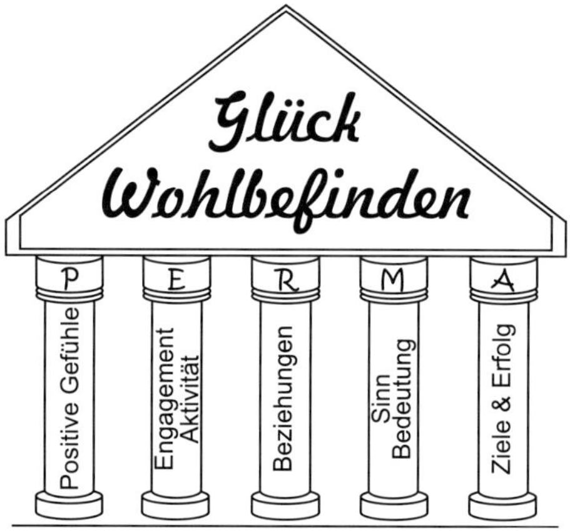
Glück
Wohlbefinden
P
E
R
M
A
Positive Gefühle
Engagement
Aktivität
Beziehungen
Sinn
Bedeutung
Ziele & Erfolg

10. Pia sucht ihr Talent

Auf dem Boden des Klassenzimmers liegen ganz viele Bücher. Die Kinder sitzen im Kreis und sind schon gespannt, was Max sich für heute überlegt hat.

„In vier Wochen ist das große Schulfest", beginnt er, „und Frau Friedensreich hat nichts für euch vorbereitet. Diesmal sollt ihr selbst einen eigenen Beitrag gestalten, der irgendetwas mit Glück zu tun hat."

„Ah."

„Oh."

„Super."

„Wie geht das?"

Die Kinder sind sofort aufgeregt und neugierig.

„Ich habe euch Bücher mitgebracht, die mit Glück und Wohlbefinden zu tun haben. Sie können eine Anregung für euch sein. Ihr könnt euch aber auch etwas ganz Eigenes ausdenken", erklärt Max weiter. Danach bilden die Kinder Gruppen und überlegen gemeinsam, was sie beim Schulfest den anderen Schülern, Lehrern und Eltern vorführen könnten.

Flo schaut sich mit Magda und Miriam die Bücher an. Eines gefällt ihnen besonders gut. Tom, Finn und Paula lachen über einen lustigen Vorschlag, den Katja gemacht hat. Auch die anderen Gruppen sind eifrig dabei, Ideen zu sammeln. Nach einer halben Stunde bittet Max die Kinder, nacheinander von ihren Ideen zu erzählen.

„Es ist wichtig, dass wir uns alle Ideen erst mal anhören. Dabei ist es streng verboten, etwas Schlechtes über eine Idee zu sagen, auch wenn sie noch so verrückt klingt."

Katja und ihre Gruppe berichten zuerst: „Wir machen gemeinsam eine Weltreise und suchen in verschiedenen Ländern nach dem Glück."

Peter erzählt davon, dass ein Mädchen ihr Talent sucht und andere Kinder befragt, was sie am besten können.

Anna schlägt vor, einen Liedtext über Glück zu schreiben und das Lied gemeinsam zu singen.

Flo zeigt das Buch „Opa Henry sucht das Glück" her.

„Wir könnten die Geschichte aus diesem Buch nachspielen. Ein Kind fragt seinen Opa, was Glück ist, und der findet viele verschiedene Antworten."

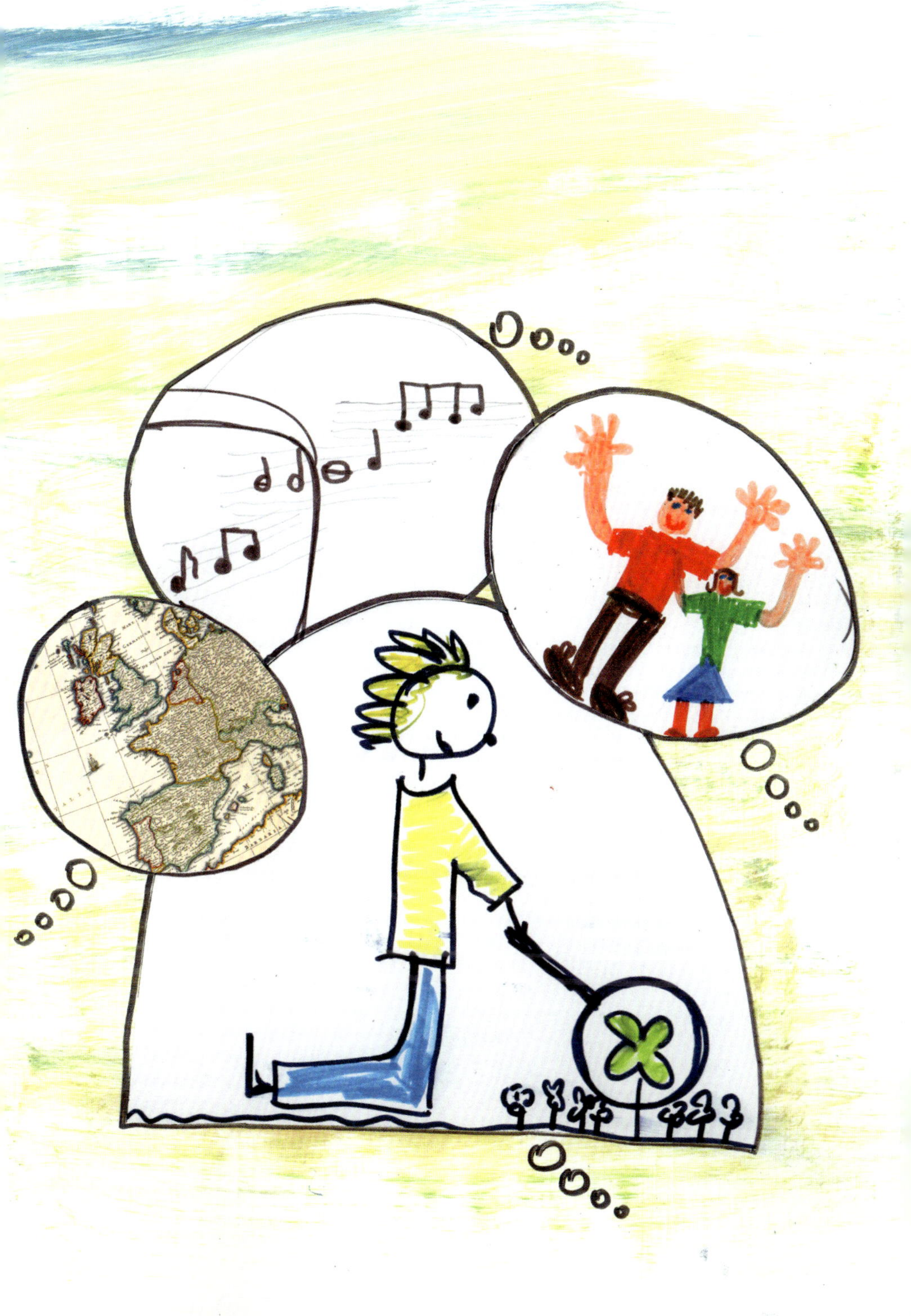

Max ist begeistert.

„Das ist ja fantastisch! Ich finde alle eure Ideen toll.“

In einer lebhaften Diskussion versuchen die Schüler nun, sich auf einen Vorschlag zu einigen. Das ist gar nicht so leicht, weil alle Ideen wirklich gut sind.

„Wir könnten ja aus den verschiedenen Vorschlägen ein gemeinsames Theaterstück machen“, schlägt Flo nach einer Weile vor.

„Ja genau. Das ist es“, stimmt Finn sofort zu.

Auch die anderen Kinder sind einverstanden.

Es dauert eine Weile, bis alle gemeinsam aus jeder Idee das Beste herausgeholt und zu einem Beitrag zusammengefügt haben.

„Okay“, fasst Finn zusammen, „ein Mädchen macht eine Weltreise, um ihr Talent zu suchen. Es besucht verschiedene Länder. Dort fragt es andere Kinder nach ihren Talenten.“

„Und dazwischen singen wir immer wieder eine Strophe von unserem Lied“, ergänzt Anna.

„Fehlt nur noch der Großvater“, grübelt Flo.

„Das Mädchen könnte ja am Anfang den Großvater besuchen und ihm erzählen, dass es traurig ist, weil es kein Talent hat", sagt Miriam.

„Perfekt!", ruft Flo freudig. „Und der Großvater gibt ihr den Rat, durch die Welt zu reisen und die Kinder zu befragen."

Max Mittensegler und die Lehrerin beobachten die Kinder und freuen sich, dass sie so gut zusammenarbeiten und etwas richtig Schönes entstehen lassen. Am Ende der Stunde werden noch die Aufgaben und Rollen verteilt. Außerdem besprechen alle gemeinsam, welche Kulissen und Kostüme für das Stück gebraucht werden.

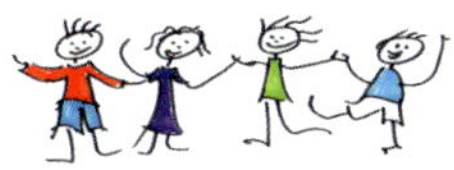

Flo erzählt zu Hause ihren Eltern ganz aufgeregt von ihrem Stück.

„Das ist so cool, dass wir uns das selber ausdenken durften", strahlt sie. „Und wir haben einfach alle Ideen zusammengestoppelt und ein Stück daraus gemacht. Und ich spiele Pia, die Hauptrolle!"

„Das klingt ja großartig", freut sich Filippa.

„Ich bin schon sehr gespannt auf die Aufführung", sagt Fred.

In den nächsten Wochen arbeiten die Kinder immer wieder an ihrem Stück. Sie schreiben die Texte, proben das Lied und bemalen gemeinsam große Kartonwände, die als Hintergrund dienen sollen. Bei all diesen Tätigkeiten sind sie mit viel Freude und Begeisterung dabei. Auch die Proben im Festsaal machen ihnen großen Spaß.

Am Tag des Schulfests sind einige Kinder ein bisschen nervös, aber Max beruhigt sie und versichert ihnen, dass alles gut gehen wird.

Der Festsaal ist bis auf den letzten Platz besetzt. Alle Eltern und Schüler warten gespannt auf die Aufführungen der verschiedenen Klassen. Es wird gesungen, getanzt, vorgetragen und Gymnastik gemacht. Dann ist Flos Klasse endlich an der Reihe.

Frau Friedensreich kündigt sichtlich stolz den Beitrag ihrer Klasse an: „Und nun kommt das Stück ‚Pia sucht ihr Talent‘[12], das sich die Kinder selbst ausgedacht haben. Sie haben in den letzten Wochen wunderbar zusammengearbeitet und gemeinsam etwas geschaffen, das sie jetzt vorführen werden.“

[12] Dieses Stück wurde im Juni 2017 von der 3A-Klasse der VS Purbach erfunden und aufgeführt.

Die Aufführung des Stücks beginnt.

Pia, also Flo, kommt traurig zu ihrem Großvater, der von Tom gespielt wird.

„Warum schaust du denn so traurig?“, fragt er.

Pia erzählt, dass alle irgendein Talent haben, nur sie nicht. Der Großvater schlägt ihr vor, eine Reise zu machen, um ihr Talent zu suchen. Pia besucht nacheinander verschiedene Länder, in denen sie Kinder mit ganz unterschiedlichen Talenten kennenlernt. Die Fußballer Finn und Hannes, die Tänzerinnen Magda und Lisa, die Sängerinnen Anna und Mia, die Künstler Peter und Niklas, die Akrobaten Paula und Leo, den Zauberer Paul und am Schluss Miriam und Katja, die gemeinsam in einer Band spielen.

Alle Kinder begleiten Pia auf ihrer Reise und kommen am Ende mit ihr zurück nach Hause. Der Großvater freut sich sehr, Pia und ihre neuen Freunde zu sehen, aber Pia ist immer noch traurig.

„Überall auf der Welt habe ich Kinder getroffen, die alle ganz spezielle Talente haben. Aber mein Talent habe ich immer noch nicht gefunden.“

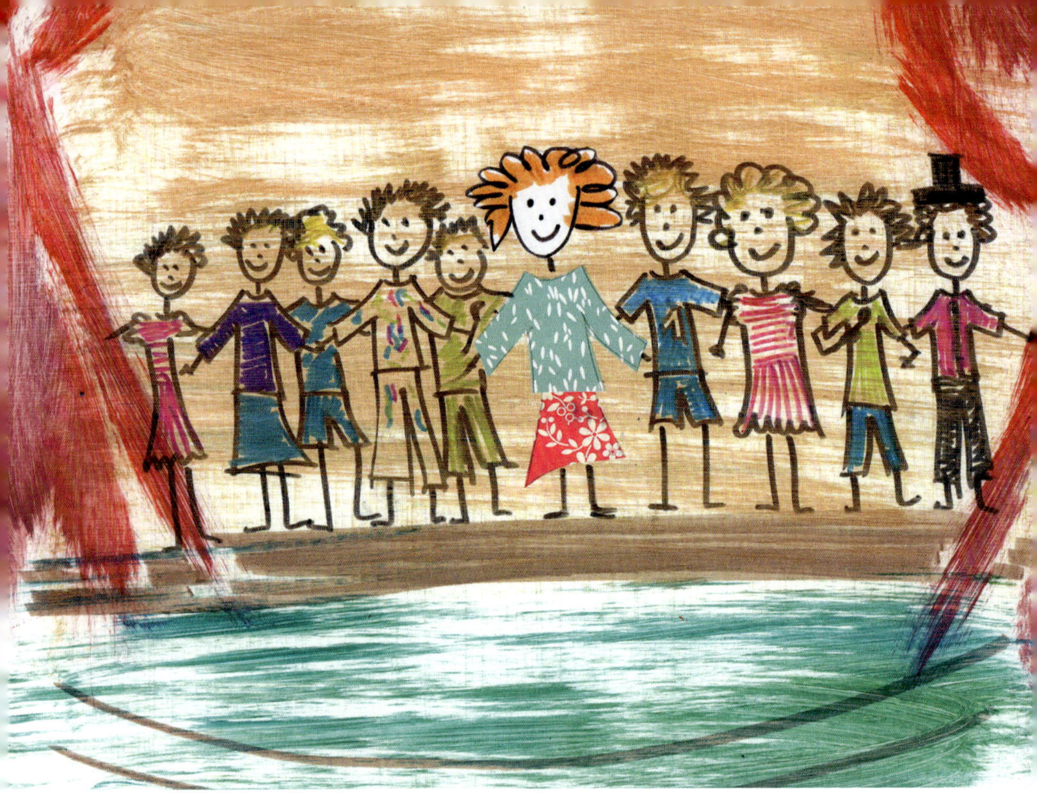

Der Großvater schaut zuerst Pia und dann ihre Freunde an.

„Ich glaube, dass du eines der schönsten Talente überhaupt hast."

Pia blickt ihren Opa neugierig an.

„Freunde zu finden", sagt er und Pias Traurigkeit ist plötzlich verschwunden.

Sie tanzt mit ihren Freunden und sie singen alle gemeinsam das Abschlusslied.

Das Publikum ist begeistert und freut sich über die gelungene Aufführung. Am allermeisten aber freuen sich Flo und ihre Freunde, weil sie gemeinsam, mit Freude und Engagement einen sinnvollen Beitrag zum Fest gestaltet haben.

Und das Glück?

Der Reiter weiß jetzt, wie es entsteht, welche Säulen wichtig sind und dass jeder selbst sehr viel dazu beitragen kann.

Der Elefant spürt es an diesem Tag ganz besonders intensiv und wird dafür sorgen, dass sich die Kinder auch dann noch daran erinnern, wenn der Reiter das alles längst wieder vergessen hat.

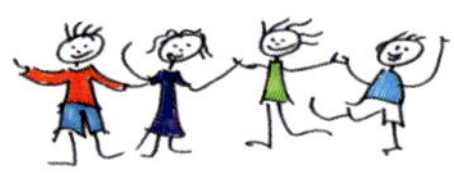

Danke!

Herzlichen Dank an Margot Maaß und Siegfried Neubauer von *die Sinnstifter*. Durch den von ihnen ins Leben gerufenen Lehrgang habe ich sehr viel über Glück gelernt und selbst erfahren. Vor allem habe ich Methoden kennengelernt, mit denen man Kindern und Erwachsenen dabei helfen kann, ihr eigenes Glück mitzubestimmen.

Ein ganz großes Dankeschön an den Vortragenden des Lehrgangs, Dominik Dallwitz-Wegner, für seine Haltung, sein positives Vorbild und sein Engagement.

Ich danke ganz herzlich Frau Direktor Susanne Kny, Sabine Hackl, Waltraud Eiweck, Sigrid Weiss und allen anderen Lehrerinnen der Volksschule Purbach, die mir von Anfang an ihr Vertrauen geschenkt haben und so das Projekt „Schulfach Glück“ möglich machen.

Ein ganz besonderes Dankeschön an die 4A-Klasse des Schuljahrs 2017/2018 mit ihrer Lehrerin Gerda Friedrich. Die Schülerinnen und Schüler dieser Klasse sind am Inhalt des letzten Kapitels maßgeblich beteiligt. Sie haben das Stück „Pia sucht ihr Talent“ erfunden und aufgeführt und waren auch Vorbild für die ganz besondere Art und Weise der Zusammenarbeit, die in diesem Kapitel beschrieben wird. Danke Bence K., Josephina C., Stefan G., Madeleine H., Stella H., Nina J., Lenia K., Timo K., Zoe N., Sophie S., Laura S., Florian W., Elena W. und Nicolas W.!

Danke an Walter Weber und Belinda Lichtenberger vom E. Weber Verlag für die grafische Umsetzung und die angenehme und unkomplizierte Zusammenarbeit.

Danke an meine Lektorin Dr. Karin Gilmore, die mich schon seit meinem ersten Buch mit wertvollen Korrekturen und Anregungen begleitet.

Besonders herzlich möchte ich mich bei meinen Kindern Maja und Mika bedanken, für die Unterstützung bei den Illustrationen und die vielen hilfreichen Einwände, mit denen sie als Testleser zur besseren Verständlichkeit der Geschichten beigetragen haben.

Literatur

„Glücklich Sein. Warum Sie es in der Hand haben, zufrieden zu leben.“, Sonja Lyubomirsky, Campus Verlag, 2008

„Unternehmen positiv gestalten“, Dominik Dallwitz-Wegner, Springer Fachmedien, Wiesbaden, 2016

„Flourish. Wie Menschen aufblühen. Die positive Psychologie des gelingenden Lebens“, Martin Seligman, 2. Auflage, Kösel Verlag, München, 2014

„Die Macht der guten Gefühle. Wie eine positive Haltung Ihr Leben dauerhaft verändert.“, Barbara L. Fredrickson, Campus Verlag, 2011

„Praxisbuch Schulfach Glück“, Ernst Fritz Schubert, Wolf-Thorsten Saalfrank und Malte Leyhausen, Beltz Verlag, 2015

„55 philosophische Geschichten für Kinder“, Leo Kaniok und Nel de Theije-Avontuur, Verlag an der Ruhr, 2012

„Mit Kindern Gefühle entdecken“, Gerhard Friedrich, Renate Friedrich und Viola de Galgòczy, Beltz Verlag, 2008

Mein Glücksturm

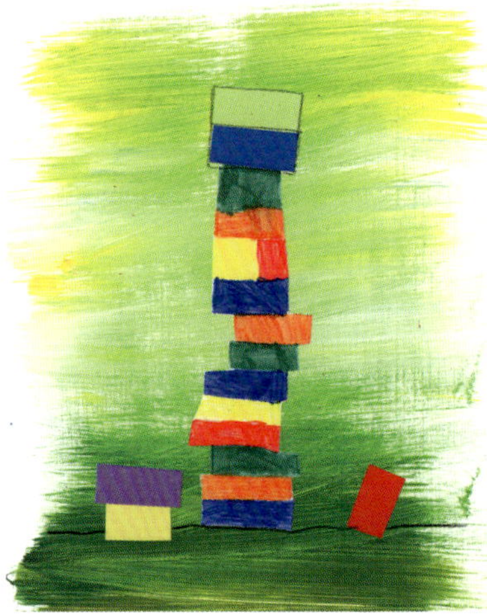

Mein Glückstempel

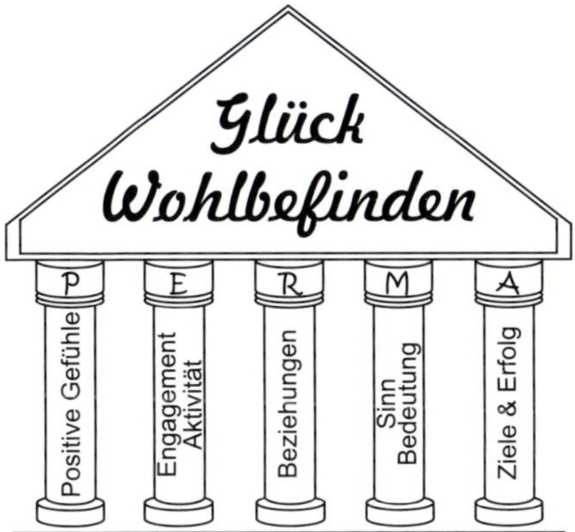

Positive Gefühle

Engagement und Aktivität

Positive Beziehungen

Sinn und Bedeutung

Ziele und Erfolg

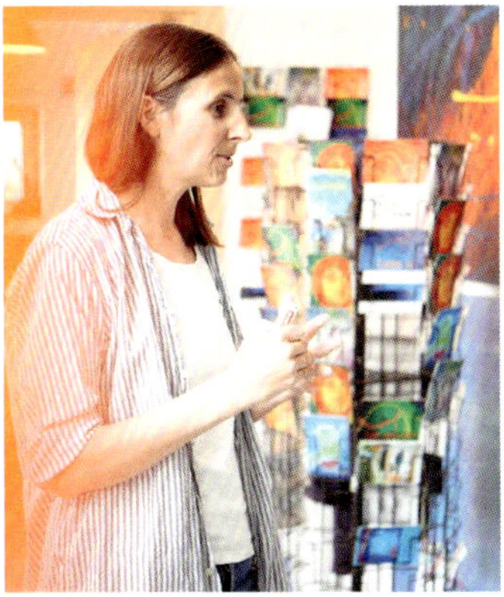

© Paul Szimak

Manuela Eitler Sedlak, geboren 1975, ist Architektin, Künstlerin und Glückstrainerin. Sie beschäftigt sich seit vielen Jahren mit den Themen Glück, Flow und Lebenszufriedenheit.

Seit dem Erscheinen ihres ersten Buchs „Flo W. voll im Flow“ (2015) lassen sie das Schreiben und Illustrieren nicht mehr los.

Nähere Informationen über Flo W., Vorträge, Workshops und das Projekt „Schulfach Glück“ finden Sie unter www.meise-flow.at.

Viele Inhalte dieses Buchs haben ihren Ursprung in einem Glückslehrgang, der von *die Sinnstifter* (www.diesinnstifter.at) angeboten wird. Es ist mir eine große Ehre, dieses Wissen auf diese Weise weitergeben zu dürfen.

Die anderen Bücher der Flow-Familie

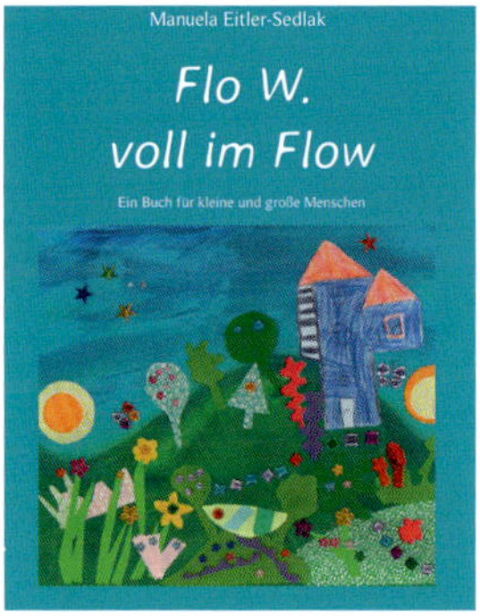

Flo W. voll im Flow
Floriane Wolf (Flo W.) ist ein überaus aufgewecktes Mädchen, das gerne Fragen stellt und hinter die Dinge schaut. Ihre beiden Zauberkräfte – Neugier und die Fähigkeit, im Flow zu sein – helfen ihr dabei, einen ganz besonderen Blick auf ihre Umgebung zu werfen.
120 Seiten, Format A5, Preis 14,50 Euro
ISBN 978-385253-565-4

Flo W. voll im Flow – **Zuhause**
beschreibt, wie Schritt für Schritt ein Zuhause entsteht, in dem Kinder und Erwachsene ihre Wurzeln spüren und ihre Flügel ausbreiten können. Auf dem Weg dahin geht es um das Erforschen von Herzenswünschen, einen besonderen Umgang mit Handwerkern und wie man trotz der vielen Entscheidungen gelassen bleiben und als Paar und Familie diese intensive Zeit bewusst genießen kann.
120 Seiten, Format A5, Preis 14,50 Euro
ISBN 978-385253-568-5

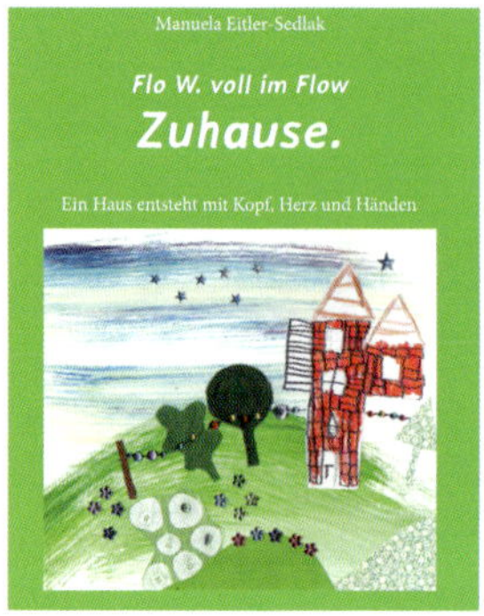

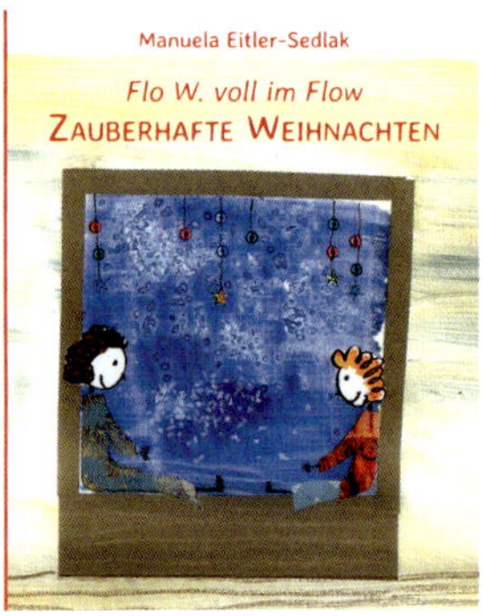

Flo W. voll im Flow – **Zauberhafte Weihnachten**
lässt den Leser teilhaben an der magischen Zeit rund um Weihnachten, wie Flo und ihre Familie sie erleben. Viele gemeinsame, innige Momente machen diese Tage so zauberhaft. In den Geschichten steckt Tiefe und zugleich Leichtigkeit. Flo philosophiert über Drinnen- und Draußengeräusche, warum Wünsche auch für Erwachsene wichtig sind und wie man ins Zeitniemandsland kommt.
104 Seiten, Format A5, Preis 14,50 Euro
ISBN 978-385253-566-1